Langenscheidt

Yoga-Deutsch
Deutsch-Yoga

Verbiegen vor Lachen

von Bernard Hallerbach

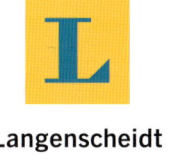

Langenscheidt

Langenscheidt

Yoga–Deutsch / Deutsch–Yoga,
Verbiegen vor Lachen

von Bernard Hallerbach

Der Autor

Bernard Hallerbach, geboren 1969 in Köln, arbeitet seit 2004 als Yogalehrer für unterschiedliche Einrichtungen. Als Autor machte er erstmals 2011 mit seiner Kolumne „Bekenntnisse eines Yogalehrers" in der Zeitschrift YOGA AKTUELL von sich reden. Seitdem veröffentlichte er diverse Buchtitel zum Thema Yoga im Selbstverlag. Er lebt mit seinem Sohn in Bochum.
www.bernard-hallerbach.de

1. Auflage 2021 (1,01 – 2021)
© PONS GmbH, Stöckachstraße 11, 70190 Stuttgart 2021
Alle Rechte vorbehalten

www.langenscheidt.com

Projektleitung: Christiane Mackenzie
Layout und technische Umsetzung: zweiband.media, Berlin
Illustrationen: zweiband.media, Berlin
Einbandgestaltung: DF Studio, Mariela Schwerdt
Coverillustration: zweiband.media, Berlin
Druck: Druckerei Publikum d.o.o

ISBN 978-3-12-514397-5

Inhalt

Vorwort

Nehmen Sie auch an einem Yoga-Kurs teil? Verstehen Sie immer, was Ihnen Ihr Yogalehrer erklären will? Ich erinnere mich noch gut an meinen ersten Yogalehrer und daran, dass sich alles, was er sagte, wie eine andere Sprache anhörte. Okay, es war eine andere Sprache: nämlich Sanskrit. Die heilige Sprache der Hindus. Doch selbst wenn er etwas auf Deutsch von sich gab, klang das für mich eher nach einer Szene aus einem Bollywood-Film. Im Original-Ton. Und ohne Untertitel. Ich überlegte zu der Zeit ernsthaft, ob ich den suborientalischen Anweisungen meines Yogalehrers weiter Folge leisten oder Selbigen besser einweisen lassen sollte. Letztlich entschied ich mich für eine dritte Möglichkeit: Ich wurde selbst Yogalehrer! Inzwischen bin ich dies seit über fünfzehn Jahren. Die Sprache, die mein Lehrer damals benutzte, ist auch mir mittlerweile in Fleisch und Blut übergegangen. Das sehe ich täglich an den Reaktionen meiner Schüler: das Runzeln der Stirn, die ausdruckslosen Blicke, das Rennen mit dem Kopf gegen die Wand … Um die Kommunikation in der Yogastunde zu verbessern, ist dieses Buch geschrieben worden.

Nach der Lektüre meines Sprachführers …

- kennen Sie die wichtigsten Sanskrit-Begriffe von OM bis OMG.
- wissen Sie, dass die heilige Sprache der Hindus nicht nur von nach unten schauenden Hundis handelt.
- erkennen Sie, dass „Kiss my Muladhara Chakra" nicht unbedingt ein Kompliment ist.

Außerdem werden Sie, ohne je einen Fuß in ein Yoga-Zentrum gesetzt zu haben, über absolutes Insider-Knowhow verfügen und problemlos bei Expertengesprächen mit yogischen Lebensweisheiten und Erleuchtungserlebnissen punkten können. Das Lesen dieses Buchs ersetzt natürlich nicht die Teilnahme an einer Yoga-Stunde. Es kann aber mindestens genauso viel Spaß machen. Bei Fragen wenden Sie sich bitte an den Yogalehrer Ihres Vertrauens. Oder besser noch: werden Sie selbst einer!

In diesem Sinne,
OM Shanti OM (Erklärung Seite 61)
Ihr Bernard Hallerbach

PS:
Liebe Yogalehrerinnen & Schülerinnen,
liebe Shaktis & Shantis
Mein Yogalehrer meinte immer: Frauen sind die personifizierte Göttlichkeit. Ich stimme dem vorbehaltlos zu. Nur wegen der besseren Lesbarkeit, verzichte ich auf die /in-Variante. Davon mal ganz abgesehen kann man über männliche Yogis einfach besser herziehen.

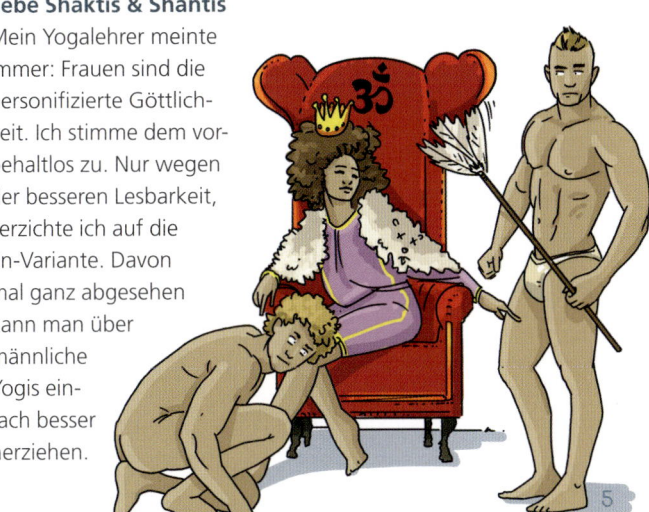

Einführung

Bevor wir tief in die Yoga-Sprache eintauchen, gibt es erst ein paar grundsätzliche Dinge zu klären. Zum Beispiel die Kleinigkeit was Yoga eigentlich ist. Das Wort „Yoga" kann man mit „verbinden" übersetzen. Verbunden werden sollen Körper, Geist und Seele. Die zu verbinden ist jedoch ganz schön schwierig. Denn die Meisten interessieren sich bloß für eine Verbindung ins deutsche Festnetz.

Ruhige Gedanken

In seinen berühmten Sutren schreibt der Weise Patanjali, dass es beim Yoga hauptsächlich darum geht, die Gedanken zur Ruhe zu bringen. Wenn Sie sich gerade fragen sollten „Welche Gedanken?", dann sind Sie aus yogischer Sicht schon mal sehr weit. Aus der Sicht des Philosophen Descartes eher nicht.

Ist Yoga eine Religion?

In den Sutren ist auch von bestimmten Verhaltensregeln, den sogenannten Yamas die Rede. Diese Yamas erinnern stellenweise an die zehn Gebote. Trotzdem ist Yoga keine Religion. Genauso wenig wie Fußball eine Religion ist.

Schüchterne Hunde

Heutzutage ist Yoga weltweit etabliert und zu einem richtigen Wirtschaftszweig geworden. Allein in den USA wird der jährliche Umsatz der „Yoga-Industrie" auf drei Milliarden Euro geschätzt. In Deutschland auf etwa fünfhundert Millionen Euro. Und in Indien, dem Mutterland des Yoga, auf immerhin 127,14 Euro. Und drei Kühe. Fragt man zufällig ausgewählte Personen danach, was für

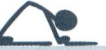

sie Yoga ist, so antworten zwei Drittel, es handele sich dabei um eine Therapieform. Ein Viertel ist davon überzeugt, Yoga sei Sport. Und der Rest glaubt an einen Modetrend. Nur ein Prozent denkt Yoga sei eine schüchterne Hundeart, die meistens nach unten schaut.

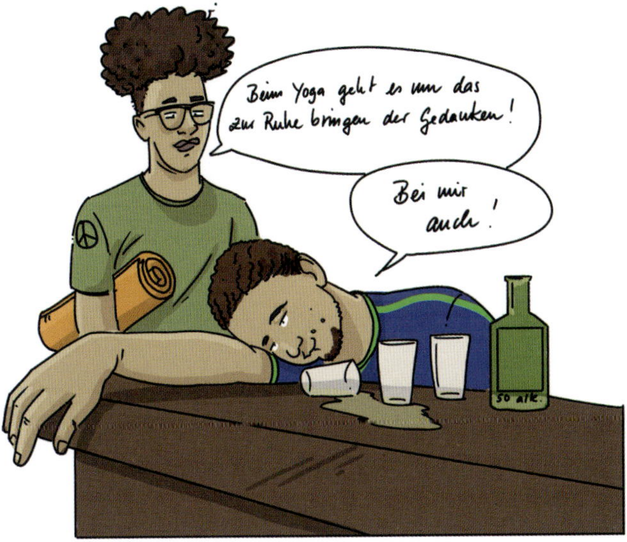

ZUSAMMENFASSUNG

In einem einzigen Satz ausgedrückt, könnte man sagen, dass Yoga eine Wissenschaft ist, die einen bei kontinuierlicher Praxis zu mehr Bewusstsein und im Idealfall sogar zur Erleuchtung führt. Oder dazu, in Wuppertal eine Herren-Boutique zu eröffnen. Zumindest als frisch erleuchteter Loriot-Fan.

Die zehn größten Ammenmärchen über Yoga:

1. Yoga macht schlank.
2. Yoga kommt aus Indiana, USA.
3. Yoga ist eine Erfindung der Buch- und Wellness-Industrie.
4. Die besten Yogalehrer unterrichten in Hollywood.
5. Yogis und Yetis sind in etwa dasselbe.
6. Pilates ist eine 10 000 Jahre alte Urform des Yoga.
7. Zwischen Beckenboden-Übungen und dem Abbrennen von Räucherstäbchen gibt es in den alten Yoga-Schriften einen praktischen Zusammenhang.
8. Wenn man zu viel Yoga macht, bekommt man entweder einen langen Bart oder eine Glatze.
9. Wenn man zu wenig Yoga macht, auch.
10. Es gibt zehn große Ammenmärchen über Yoga.

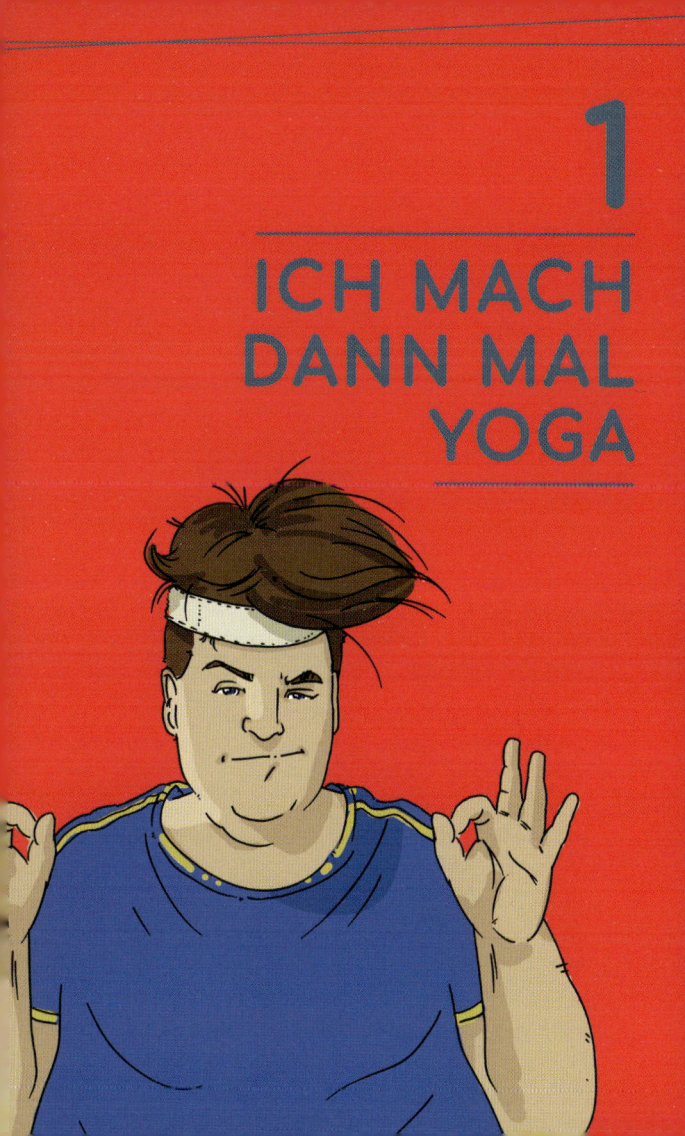

Kurse, Kosten, Katastrophen

Warum überhaupt yogen?

Was ist der Nutzen von Yoga? Vielleicht wollen Sie ja gar nicht zur Erleuchtung gelangen. Vielleicht reicht es Ihnen ja schon pünktlich zur Arbeit zu gelangen? Es gibt Menschen, die gehen aus gesundheitlichen Gründen zum Yoga. Andere gehen, um endlich wieder Entspannen zu lernen. Und allen kann mit Yoga geholfen werden.

Selbstfindungstest: Wieso soll ich zum Yoga gehen?

Finden Sie sich in einer der folgenden Beschreibungen wieder? Kreuzen Sie an:

☐ **Rückenprobleme**
Ja, ich habe Rücken. Dabei trainiere ich täglich meine Rückenmuskulatur. Und zwar indem ich meinen Rucksack immer zusätzlich mit zwei, drei Medizinbällen auffülle. Außerdem gehe ich jeden Dienstag zur Wirbelsäulen-Gymnastik. Und wieder zurück.

☐ **Beweglichkeit**
Millionen Deutsche sind total unbeweglich. Auch körperlich. Und mit mir verhält es sich nicht anders: Wenn ich mich im Stehen nach unten beuge, berühre ich meine Füße. Nicht. Es sei denn, ich hebe sie etwas an. Was ich aber leider nicht kann, weil ich ja total unbeweglich bin. Ein Teufelskreis!

☐ Stress

Ich bin die Ruhe selbst. Außer ich bin total unruhig. Was die Regel ist. Denn leider versagen bei mir alle Entspannungstechniken. In erster Linie weil ich keine mache.

☐ Immunsystem

Mein Immunsystem ist top. Trotzdem fange ich mir alles ein, was gerade die Runde macht. Selbst Trojaner.

☐ Schlafstörungen

Ich schlafe wie ein Baby. Also nicht durch. Alle traditionellen Schlafmittel wie Kaffee und Cola konnten mir bisher nicht helfen. Obwohl ich davon beinahe drei Liter täglich trinke. Vielleicht sollte ich mehr Horrorfilme vor dem Einschlafen gucken?

☐ Übergewicht

Ich bin dünn wie ein Hering. Zumindest im Vergleich zu einem Buckelwal. Obwohl wir zwei in etwa gleich beleibt wirken.

☐ Bluthochdruck

Mein Blutdruck ist völlig normal. Beziehungsweise zu hoch. Um ihn zu senken, nehme ich täglich Medikamente ein. Selbstverständlich könnte ich auch einfach meine Lebensgewohnheiten ändern. Aber wovon soll dann die Pharma-Industrie leben?

☐ Geist

Mein geistiger Zustand ist einwandfrei. Ich bin längst nicht mehr so verwirrt wie in der Pubertät. Oder wie kurz nach meiner Geburt. Oder wie während der Geburt meiner älteren Schwester. Hä?!

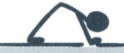

ZUSAMMENFASSUNG

Sie haben eines oder mehrere Kästchen angekreuzt? Dann melden Sie sich noch heute für einen Yoga-Kurs an. Sie haben alles angekreuzt? Dann melden Sie sich noch heute von Ihrem Yoga-Kurs ab! Sie können sich einfach zu keiner Entscheidung durchringen? Dann helfen Ihnen (hoffentlich) die folgenden Fragen.

Selbstreflexion: Bin ich wirklich für einen Yoga-Kurs bereit?

- Sind Sie bereit für einen Muskelkater an Körperstellen, von denen Sie gar nicht wussten, dass Sie an dieser Stelle Muskeln (geschweige denn einen Kater) haben?

- Liegen Sie gerne auf übelriechenden und mit literweise schweiß-durchtränkten Gummimatten? Und das vorzugsweise mit dem Gesicht?

- Schauen Sie gerne nach oben und wieder nach unten, nach oben und wieder nach unten, nach oben und wieder nach unten, nach oben und wieder nach unten, nach oben und wieder …?

- Wollen Sie wirklich nach der Yoga Stunde mit einem dümmlichen Grinsen durch Ihre Nachbarschaft laufen und alle umarmen? Damit sind nicht nur Menschen, sondern auch Tiere, Pflanzen und Familienmitglieder gemeint!

- Sind Sie bereit dafür, dass Ihre Wohnung sich allmählich in einen begehbaren Altar verwandelt und es dort anfängt zu riechen, wie im Asia-Laden?

- Falls Sie eine Frau sind: Sind Sie wirklich bereit dafür, sich in Ihren gutaussehenden Yogalehrer zu verlieben, mit ihm nach Indien durchzubrennen und nach ein paar Monaten ohne ihn und hochschwanger wieder zurückzukehren?

- Falls Sie ein Mann sind: Sind Sie für exakt dasselbe bereit? Inklusive Schwangerschaft?

Eine Frage des Stils

Wenn Sie auf all diese Fragen, guten Gewissens und frohlockenden Herzens mit „Ja, ich will!" geantwortet haben, können Sie sich beruhigt für einen Yoga-Kurs anmelden. Die Sache ist jetzt nur: Welcher Yoga-*Stil* ist ideal für Sie? Denn Yoga ist nicht gleich Yoga. So wie Haselnusscreme nicht gleich Haselnusscreme ist.

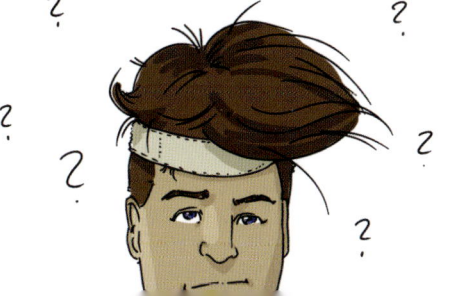

Das Ausschlussverfahren

Empfehlenswert wäre, wenn Sie bei der Stil-Auswahl nach dem Ausschlussverfahren vorgehen: Sie möchten am liebsten *angezogen* Yoga machen? Dann kommt für Sie „Nackt Yoga" nicht in Frage. Der Kursraum sollte angenehm kühl und immer gut gelüftet sein? Dann ist „Hot Yoga" aus dem Rennen. Sie bevorzugen Kurse mit Niveau und intellektuellem Anspruch? Dann ist „Männer Yoga" nichts für Sie.

Allerdings können Sie auch nach dem *klassischen* Ausschlussverfahren vorgehen. Und das geht so: Sie schließen einfach alle Yoga-Stile, die nicht in Ihrer unmittelbaren Nähe gelehrt werden, kategorisch aus und gehen in das Yoga-Studio bei Ihnen um die Ecke. Punkt. Für welchen Stil Sie sich am Ende auch entscheiden, alle haben ihre besonderen Merkmale.

Die Yoga-Stile

Hatha Yoga

Hier im Westen versteht man unter Yoga meist Hatha Yoga. Geht man in einen Hatha Yoga-Kurs, macht man hauptsächlich Übungen mit dem Körper. Interessiert man sich weniger für körperliche und mehr für geistige Übungen, geht man also besser in einen anderen Kurs. Oder in die Uni. Eine Hatha Yogastunde ist normalerweise von eher langsamen, ruhigen Übungen geprägt und deshalb ideal für Anfänger und Beamte.

Sivananda Yoga

Benannt nach seinem Gründer Swami Sivananda, beinhaltet dieser Yoga-Stil sowohl Hatha-Yogaübungen, als auch Meditation,

Atemführung und Mantrensingen. Geradezu berühmt ist die sogenannte Rishikesh-Reihe. Dabei werden eine gleichbleibende Anzahl an Stellungen in stets gleichbleibender Reihenfolge ausgeführt. Und zwar immer und immer wieder. Ähnlich wie in einer etwas eingefahrenen Beziehung.

Ashtanga Yoga

Ashtanga Yoga besteht im Wesentlichen aus mehreren, festgelegten Sequenzen und den Sonnengrüßen A und B (Sonnengruß C kommt nur bei sehr starkem Vitaminmangel zum Einsatz). Ashtanga gilt bei vielen als die am schwierigsten zu Erlernende Yoga-Form. Das ist jedoch eine glatte Lüge. Um diesen Stil zu meistern, braucht man lediglich Disziplin, eine gewisse körperliche Robustheit und knapp dreihundert Jahre Zeit.

Power Yoga

Power Yoga ist ein aus dem Ashtanga Yoga entwickelter, kraftvoller und anstrengender Stil, welcher untrennbar mit dem Namen seines Erfinders verbunden ist: Bryan Kest, auch bekannt als der „Yogalehrer der Stars". Zu seinen Schülern gehören Madonna, Drew Barrymore und Spongebob. Wie man hört, arbeitet der geschäftstüchtige Amerikaner inzwischen an weiteren „Power"-Projekten, die mit

1

Sicherheit ebenfalls bald die Welt erobern werden. Power Off Yoga (sehr entspannend), Power Napping (ebenfalls sehr entspannend) und Power Dating (eher spannend).

Vinyasa Flow Yoga

Auch dieser „fließende" Stil leitet sich aus dem Ashtanga ab. Hier werden die Positionen normalerweise nur für wenige Atemzüge gehalten, bevor es – ratzfatz – in die nächste Haltung geht. Genau wie bei einem hektischen Top-Model-Shooting. Bloß schneller. Wegen dieser sehr körperlichen Ausrichtung wird momentan sogar eine Namensänderung diskutiert. Von „Vinyasa Flow Yoga" in „Turnen".

Jivamukti Yoga

Jivamukti-Stunden sind schweißtreibend und bestehen aus fortlaufenden Vinyasa-Sequenzen, die sich fast schon wie ein Tanz anfühlen. Verstärkt wird dieses Gefühl durch den Einsatz von Yoga untypischer Musik wie Hip Hop, Punk, Oper und (wie abgefahren ist das denn?) traditioneller indischer Musik. Die Gründer von Jivamukti-Yoga Sharon Gannon und David Life sind leidenschaftliche Tierschützer. Möchte man in einem Jivamukti-Zentrum Sympathie-Punkte sammeln, verteilt man großzügig vegane Snacks. Möchte man das Gegenteil, verteilt man *Steaks*.

Iyengar Yoga

Diese eher statische Hatha Yogaform wurde von BKS Iyengar entwickelt, der von seinen Anhängern gerne als der größte Yoga Meister aller Zeiten bezeichnet wird. Dabei war er etwa halb so groß wie Prince. Das Besondere an Iyengar Yoga ist der Gebrauch von Hilfsmitteln. Wie Tische, Stühle, Bänke, Gurte, Klötze, Riemen, Keile und Seile. Alles Dinge übrigens, die auch in „Shades of Grey" eine besondere Rolle spielen.

Kundalini Yoga nach Yogi Bhajan

Beim Kundalini Yoga versucht man die Kundalini Energie, die am unteren Ende der Wirbelsäule sitzt, aufsteigen zu lassen. Sogar bei Ebbe. Die Schüler führen dafür strikt festgelegte Übungsabfolgen mit genauen Zeitangaben durch. Erleuchtung nach System sozusagen. Anfänger konzentrieren sich während der Übungen auf das Mantra „Sat Nam". Fortgeschrittene auf „Sat 1".

Kinder Yoga

Kinder Yoga ist besonders wertvoll. Es zeigt den Kindern wie man richtig entspannt, verleiht ihnen ein besseres Körpergefühl und ist tausend Mal besser als Nachsitzen. Das Entscheidende ist aber, dass sie lernen mit Stress-Situationen besser umzugehen. Denn die Geschichten, die man darüber erzählt, was sich in deutschen Kinderzimmern abspielt, sind wirklich besorgniserregend: Dort wird sich aufs Übelste beleidigt, gegenseitig verprügelt, mit Spielsachen rumgeschmissen, und die Kinder – wie man hört – verhalten sich darin kaum besser.

Hormon Yoga

Für Frauen im besten Alter ist Hormon Yoga entwickelt worden. Und zwar von der Brasilianerin Dinah Rodrigues. Die Übungsreihe, die sie zusammengestellt hat, hilft bei Hitzewallungen, Depressionen, emotionaler Unausgeglichenheit und unerfülltem Kinderwunsch. Bei unerfülltem Pferdewunsch leider nicht.

Weitere Yoga-Stile

Acro Yoga

Acro Yoga beinhaltet akrobatische Partner-Übungen. Stimmt zwischen den Partnern die Chemie nicht, ergibt sich ein ganz natürlicher Übergang ins *Aggro* Yoga.

Bikram Yoga

Bikram Yoga wird wegen seiner hohen Raum-Temperatur (bis ca. 40 Grad) auch gerne als „Sauna Yoga" bezeichnet. Auf einen Aufguss wartet man aber vergeblich.

Anusara Yoga

Anusara Yoga ist ganz auf das Gute im Menschen ausgerichtet. Auf sein Geld. Äh, Herz.

Yin Yoga

Beim Yin Yoga werden die Übungen über einen sehr langen Zeitraum völlig regungslos gehalten. Deshalb schafft man nur maximal zwei Übungen pro Stunde. Vorausgesetzt man beeilt sich.

Vini Yoga

Vini Yogalehrer richten die Übungen ganz individuell nach der körperlichen, geistigen und seelischen Verfassung ihres Schülers aus Fortgeschrittene Vini Yogalehrer auch nach seiner Beweglichkeit.

Lach Yoga

Mittels Klatsch-, Dehn-, Atem- und pantomimischen Übungen wil der Yogalehrer seine Schüler permanent zum Lachen anregen Wer hier zuletzt lacht, lacht nicht zwangsläufig am besten.

Tantra Yoga

Tantra Yoga hat die Erhöhung des Bewusstseins zum Ziel. Wirklich fest steht jedoch nur, dass es zur Erhöhung der Libido kommt.

Integrales Yoga

Das Integrale Yoga nach Aurobindo Ghause ist darauf ausgerichtet, das Göttliche in der Welt zu integrieren. Möchte man das Gegenteil, sollte man es mal mit Integral*rechnen* probieren.

Aerial Yoga

Können manche Yogis fliegen? Ja! Aber nicht beim Aerial Yoga. Hier hängen sie bloß in einem Tuch von der Decke.

Kriya Yoga

Paramahansa Yogananda bezeichnete Kriya Yoga mal als „Schnellstraße zu Gott". Sämtliche Kriya Yogalehrer haben daraufhin sofort eine Maut eingeführt.

Faszien Yoga

Das fasziale Bindegewebe eines Menschen kann man mit Yoga äußerst positiv beeinflussen. Mit Faszien Yoga aber auch.

Chi Yoga

Gesundheit!

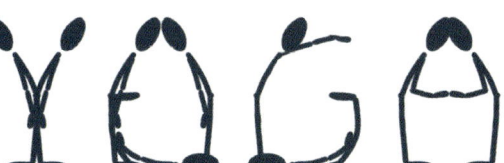

Noch mehr Yoga-Stile

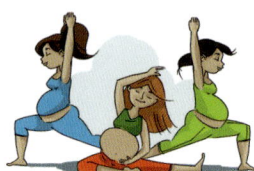

Yoga mit Dicken
Schwangeren Yoga

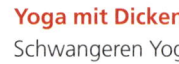

Yoga mit Kahlköpfen
Buddhisten Yoga

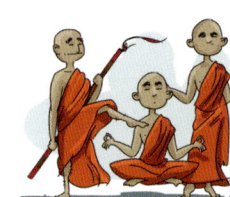

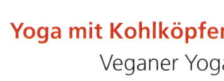

Yoga mit Hohlköpfen
Hooligan Yoga

Yoga mit Kohlköpfen
Veganer Yoga

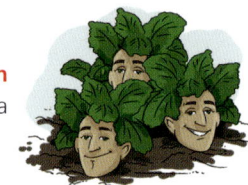

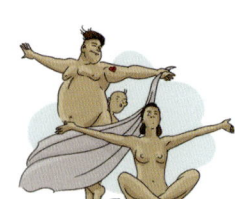

Yoga mit hängenden Köpfen
Nackt Yoga

Quo vadis, Yogis?

Wo kann man am besten Yoga machen? Grundsätzlich gilt natürlich: In Indien. Denn da kommt Yoga schließlich her. Aber nicht jeder möchte dort extra für einen wöchentlichen Abendkurs hinfahren. Warum auch immer. So ist man also auf die hiesigen Yoga Zentren angewiesen. Woher man weiß, ob das eigene Yoga Zentrum gut oder bloß gut gemeint ist? Hier der

Yoga Zentrum Check

Wer hat mir das Zentrum empfohlen?

A Ein Yogalehrer, der dort selbst zum Unterricht geht. .... ●●●

B Der Hausmeister, der dort vor dem Unterricht
   aufschließt. .... ●●○

C Die Putzfrau, die dort auch nebenbei den Unterricht
   anleitet. .... ●○○

D Das Bestattungsunternehmen, das mit dem Yoga
   Zentrum kooperiert .... ○○○

Die Umkleide verfügt …

A … über ausreichend Stühle, Kleiderständer und
   kunstvolle, yogische Wandmalereien. .... ●●●

B … über drei Stühle, einen Kleiderständer und erotische
   Wandmalereien. .... ●●○

C … über einen Stuhl, den man auch als Kleiderständer
   nutzen kann. .... ●○○

D … nur über eine „Wandmalerei" des vierjährigen Sohns
   des Zentrumleiters. .... ○○○

Die sanitären Anlagen:

A Für Frauen und Männer gibt es je eine hygienisch saubere
Toilette, angemessen weit vom Kursraum entfernt. ●●●

B Für Frauen und Männer gibt es nur eine leicht
reinigungsbedürftige Toilette. ●●○

C Das Dixie-Klo, das vom ganzen Viertel genutzt wird,
steht direkt neben dem Kursraum. ●○○

D Mitten im Kursraum: ein Plumpsklo ○○○

An einer Wand im Flur …

A … hängen Bilder vom Meister der Yogalehrerin und
diverse Yogalehrer-Diplome. ●●●

B … hängt ein Yogalehrer-Diplom ●●○

C … hängt ein Jodel-Diplom ●○○

D … hängt der Meister der Yogalehrerin ○○○

Yoga-Hilfsmittel wie Gurte und Klötze …

A … sind für alle ausreichend vorhanden ●●●

B … sind nur für drei Lieblings-Schüler des Yogalehrers
vorhanden ●●○

C … sind nur für den Yogalehrer vorhanden ●○○

D Es gibt nur Verhütungsmittel ○○○

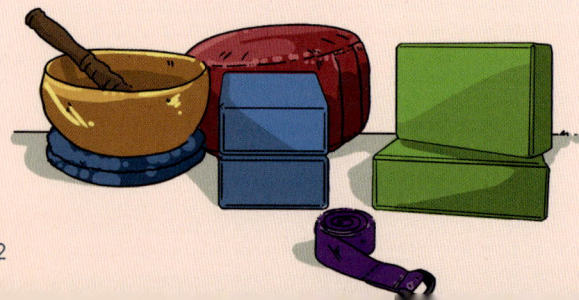

Wie ist der Kurs besucht?

A Mit 16 Teilnehmern ist der Kurs bis auf den letzten
Platz belegt. ●●●

B Zwei Schnupperstunden-Teilnehmer verfügen über
ausreichend Platz ●●○

C Der Vater des Yogalehrers hat mehr Platz als genug ●○○

D Sie stehen allein vor einer verschlossenen Tür ○○○

Welchen Eindruck macht der Yogalehrer auf Sie?

A sympathisch, tolle Ausstrahlung, in sich ruhend ●●●

B nicht unsympathisch, etwas unscheinbar, leicht
gestresst ●●○

C sichtlich nervös, wirkt ein wenig kränklich, sollte
unbedingt mal Yoga machen. ●○○

D Der Yogalehrer liegt auf dem Boden und heult wie
ein Schlosshund ○○○

Testergebnis

0–6 Yoga Zentrum?
Gehen Sie lieber in ein Einkaufszentrum.

7–14 Ok, ich versuch's mal, schließlich bekomme ich
80 % von der Krankenkasse zurückerstattet.

15–21 Juchu – hier transformiere ich zum Yoga-Meister!

22 Bitte nochmal nachzählen …

Das Zentrum meines Vertrauens: Nomen est Omen

Eine wichtige Rolle bei der Auswahl des Yoga Zentrums sollte der Name des Zentrums spielen. Warum? Weil sich im Namen oft das Konzept des Zentrums wiederspiegelt. Wenn Sie sich zwischen dem „OM Shanti Om Zentrum" und dem „Lady Shivas Bloody Yogamatten Massaker" entscheiden müssen, wählen Sie auf jeden Fall – genau – das Zweite! Denn da scheint jemand eine klare Vision zu haben ...

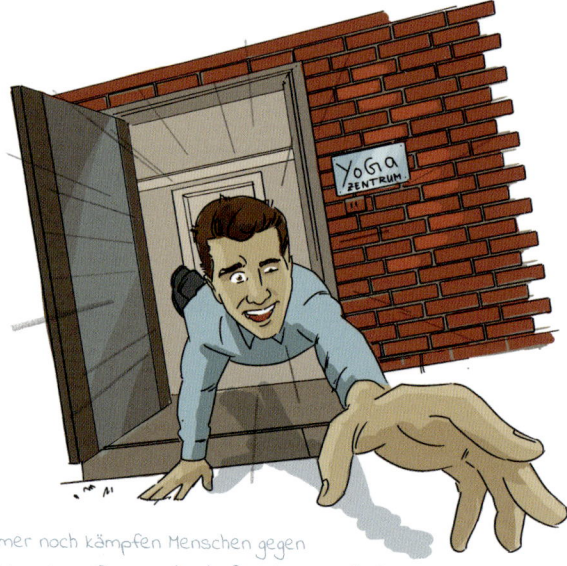

Immer noch kämpfen Menschen gegen die immer größer werdende Anziehungskraft des Yoga an.

Die fünf besten Konzeptnamen für Yoga-Zentren

1. Das Yoga-Zentrum für Nicht-Vegetarier:
   „Erst Salami, dann Samadhi!"

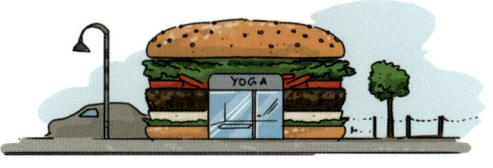

2. Für Pazifisten:
   „Make Ahimsa great again!"

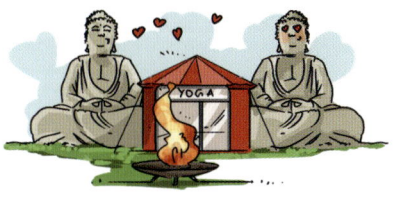

3. Für mittellose Tantriker:
   „Insolvent, aber OMnipotent"

4. Für stolze Yoga-Papas:
   „Vati macht Kapalabhati"

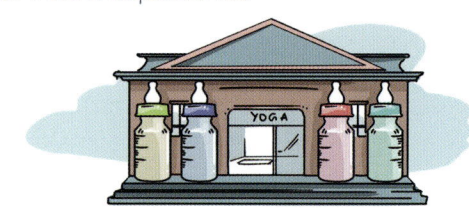

5. Für Frischluft-Fans:
   „Mahabandha auf der Veranda"

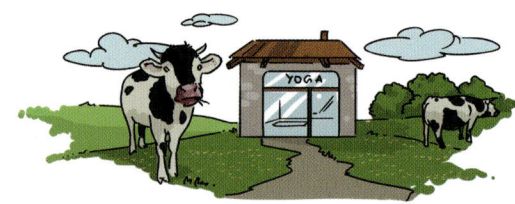

Was in einem Yoga Zentrum gerne verwechselt wird

- Links ↔ Rechts
- Mantren singen ↔ Schweigen
- Meditieren ↔ Nachdenken
- Yogalehrer ↔ Gott
- Shavasana ↔ Schlafen
- Kursgebühr ↔ Gratis-Unterricht
- Yoga ↔ Sport
- Erleuchtung ↔ Lichtschalter

Mein Yogalehrer und ich

Jeder Yogalehrer hat seinen eigenen Stil. Meist eine unverwechselbare Mischung aus seiner Yoga Tradition, seinem Charakter und seinem Schweißgeruch. Es heißt, dass jeder Lehrer mit seiner Einzigartigkeit eine bestimmte Art Schüler anzieht und jeder Schüler bewusst oder unbewusst von einer bestimmten Art Lehrer angezogen wird. Ähnelt Ihr Yogalehrer Anthony Hopkins in „Das Schweigen der Lämmer", sagt das also auch etwas über Sie aus. Und zwar nichts Gutes.

Der Sanfte

Der eher sanfte Yogalehrer Typ unterrichtet mit viel Fingerspitzengefühl und Herz. Er benutzt gefühlte hundert Mal pro Stunde die Floskeln: *„Macht nur so viel ihr könnt"*, *„Alles hier ist freiwillig"* und *„Ich liebe euch alle!"*. Geht´s ums Bezahlen der Kursgebühren, wartet man auf diese Sätze vergeblich.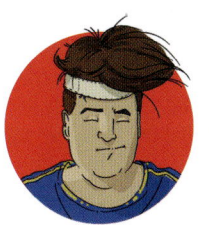

Der Strenge

Der strenge Typ unterrichtet mit Auge und Stimme. Seine Standard-Sprüche sind: *„Geh gefälligst an deine Grenze!"*, *„Mach das jetzt mal freiwillig vor, Chantal!"* und *„Nix Endentspannung – fünfzig Sonnengrüße!"*.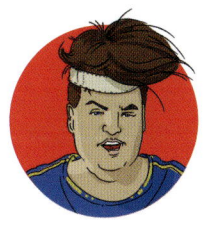

Der Flippige

Der Flippige unterrichtet mit vollem Körpereinsatz. Man erkennt ihn an der, ähem, kreativen Frisur, und an seinem Drang möglichst oft zu seinem Guru nach Indien zu reisen und jedes Mal völlig geläutert und zugleich total verwirrt wieder zurückzukehren. Seine Lieblings-Sprüche lauten *„Make Yoga not War!"*, *„There is no place like OM"* und *„Beam me up, Scotty!"*.

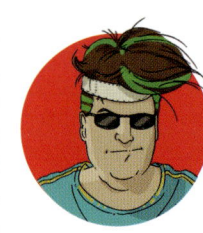

Der Choleriker

Der Choleriker unterrichtet hauptsächlich mit Stimme. Und Spucke. Er ist leicht an dem hochroten Gesicht zu erkennen. Und daran, dass die Sprüche, die er von sich gibt, alle klingen wie: *„Du bist scheiße!"*. Nichtsdestotrotz sind seine Kurse immer rappelvoll. Was daran liegen mag, dass sich bei ihm alle *„wie zuhause"* fühlen.

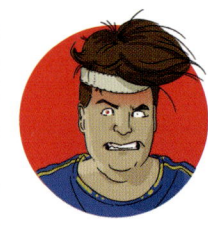

Der Spirituelle

Der Spirituelle unterrichtet mit Körper, Geist und Seele. Können Kursteilnehmer mal eine Übung nicht mitmachen, gibt es aufmunternde Worte wie *„Kein Ding, dann eben im nächsten Leben."* Der Haken an der Sache: Im nächsten Leben wird er einen *tatsächlich* daran erinnern!

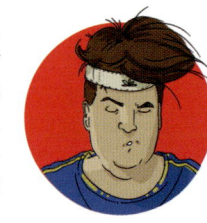

Taugt mein Lehrer was?

Welcher Yogalehrer Typ Sie unterrichtet ist letztlich wurscht. Entscheidend ist, dass er etwas von seinem Fach versteht. Lässt er sie – trotz eines akuten Bandscheibenvorfalls im Halswirbelbereich – den Kopfstand üben, versteht er davon wohl eher wenig. Oder er hat einen schlechten Tag. Oder er ist, offen gestanden, ein Idiot. Machen Sie den Yogalehrer-Check. Am Ende wissen Sie, ob Ihr Yogalehrer etwas taugt oder ob er besser *abtaucht*.

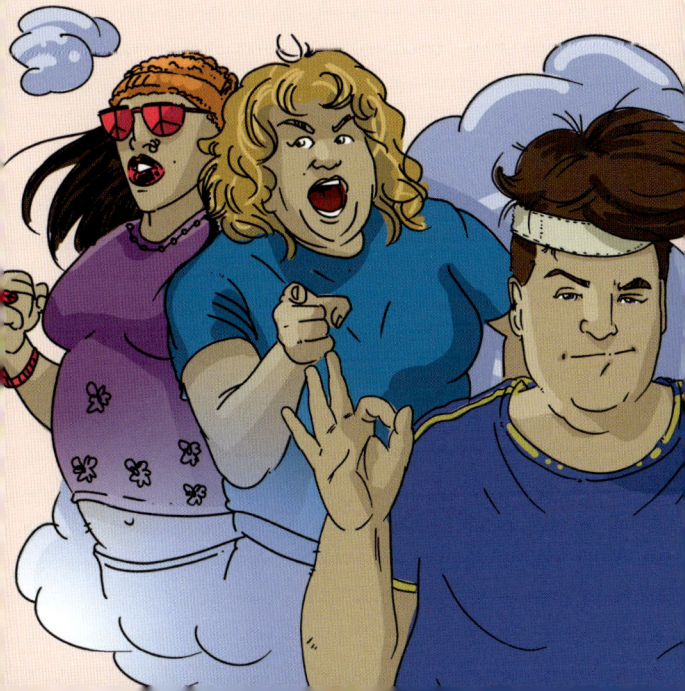

Yogalehrer Check:
Superyogi oder Superdoofi?

Wie werde ich vom Yogalehrer begrüßt?

A Mit einem freundlichen Lächeln und einem kräftigen, warmen Händedruck. ●●●

B Mit einem kurzen, etwas laschen Händedruck ○●●

C Mit der Bitte um einen Fingerabdruck ○○●

D Mit einem *Faustabdruck* ○○○

Der Yogalehrer kann den Kursteilnehmern …

A … alle Übungen perfekt vormachen ●●●

B … nur wenige Übungen vormachen und schon gar nicht perfekt. ○●●

C … nur die Endentspannung vormachen ○○●

D …nur die Endentspannung *nachmachen* ○○○

Wie bereitet sich Ihr Yogalehrer auf die Yoga-Stunde vor?

A Mit den Unterlagen aus seiner Yogalehrer-Ausbildung ●●●

B Mit einer Yoga-DVD ○●●

C Mit seinem Anwalt ○○●

D Vorbereiten? ○○○

Der Yogalehrer …

A … korrigiert häufig und fachmännisch ●●●

B … korrigiert nur selten ○●●

C … korrigiert nur seine Mutter in der ersten Reihe ○○●

D … wird von seiner Mutter in der ersten Reihe korrigiert ○○○

Die Anweisungen des Yogalehrers sind ...

A ... klar und deutlich, man versteht jedes Wort ●●●

B ... etwas undeutlich, weil er manchmal zu leise spricht ○●●

C ... wegen der vielen Zungen-, Lippen- und
Zahn-Piercings leider sehr schwer zu verstehen ○○●

D ... nur verschlüsselt und mit WLAN zu empfangen ○○○

Der Yogalehrer trägt ...

A ... saubere und adrette Yoga-Kleidung ●●●

B ... leicht verwaschene und etwas ausgebeulte
Yoga-Kleidung ○●●

C scheinbar die Requisiten aus einem Dokumentar-Film
über Höhlenmenschen. ○○●

D ... nur eine Feder (und diese leider nicht auf dem Kopf) ○○○

Der Yogalehrer verabschiedet sich ...

A ... mit einer sehr langen und herzlichen Umarmung ●●●

B ... mit einer kurzen, etwas ungelenken Umarmung ○●●

C ... mit einer *Verwarnung* ○○●

D ... mit „Yippieh Yay Yeah, Schweinebacke!" ○○○

Testergebnis

0–7	Suchen Sie sich jemand anderen, irgendjemand!
8–14	Na gut, ich probier's, es gibt sonst keinen Yogalehrer in der Stadt
15–21	Hurra, ich hab meinen Guru gefunden!
über 22	Rechnen ist und bleibt mein Schwachpunkt.

Fleißiger oder fauler Hund: Der Yoga-Schüler

Yoga-Schüler lassen sich gut in Sachen Fleiß unterteilen. Es gibt drei verschiedene Kategorien: Den Einmal-die-Woche-Schüler, den Gelegenheits-Schüler und den Yoga-Junkie. Der Einmal-die-Woche-Schüler ist leicht beschrieben. Er kommt einmal die Woche zum Yoga. Punkt. Beim Gelegenheits-Schüler verhält es sich etwas anders. Er *möchte* zwar ein Mal in der Woche zum Yoga gehen, kommt aber Summa summarum nur ein Mal im Jahr.

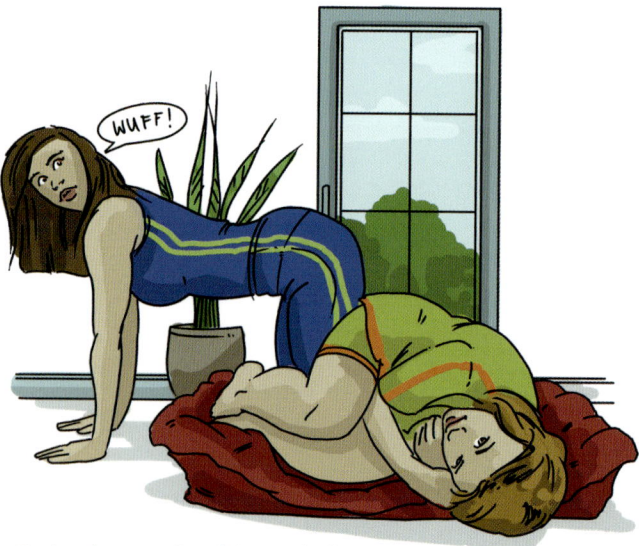

Psst ... der neue Trend Doga (Hundeyoga)

Der Yoga-Junkie

Gaaanz anders verhält es sich dagegen mit dem Yoga-Junkie. Er verpasst keine einzige Stunde. Selbst wenn die Yoga-Stunde auf seinen Hochzeitstag fällt, er sterbenskrank oder gar schon tot ist – er geht zum Yoga! Und das fünf bis fünfzehn Mal in der Woche. Für den Yoga Junkie gibt es im Prinzip keine Rettung mehr. Nur noch den direkten Weg in eine geschlossene Anstalt. Mit anderen Worten: in eine Yogalehrer-Ausbildung.

HINWEIS

Für einen Yogalehrer ist es quasi ein Ding der Unmöglichkeit, sich vorzustellen, dass es tatsächlich Gründe geben könnte von seinem lebensverändernden Unterricht fernzubleiben. Falls Sie einmal doch mit Abwesenheit glänzen müssen, lassen Sie sich bitte eine gute Erklärung einfallen, warum Sie nicht kommen konnten. „Ich hatte keine Zeit." ist keine gute Erklärung, das sei an dieser Stelle ausdrücklich erwähnt. Im Grunde gibt es nur EINEN Satz, den ein Yogalehrer in so einer Situation ohne Wenn und Aber und ohne verletzte Gefühle, akzeptiert: „Sorry, ich lag im Koma."

Unabhängig davon wie oft Sie am Unterricht teilgenommen (und wie oft Sie schon im Koma gelegen haben), ob Sie auch ein *guter* Schüler sind, hängt von völlig anderen Faktoren ab. Hauptsächlich aber von Ihnen.

Schüler-Check

Bin ich ein Musterschüler oder ein Muster von einem Problem-Schüler?

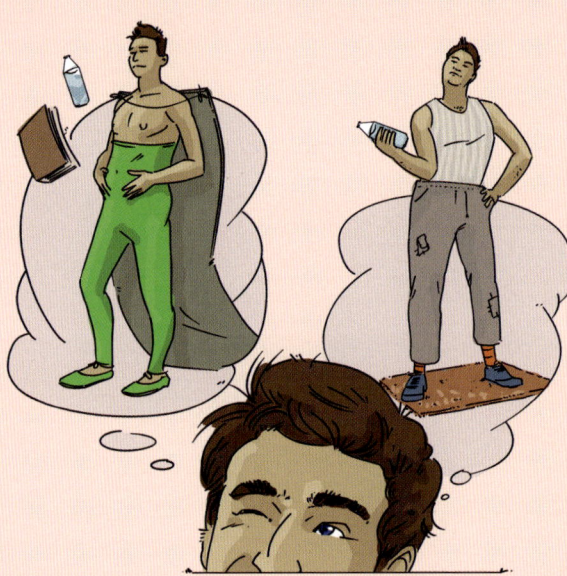

Wie begrüße ich meinen Yogalehrer?

A Ich gebe ihm die Hand .... ●●●
B Ich gebe ihm meine Handtasche .... ●●○
C Ich gebe ihm meine Visitenkarte .... ●○○
D Ich übergebe mich .... ○○○

Wenn ich eine Übung nicht schaffe, ...

A ... nehme ich ein Hilfsmittel zur Hand und versuche es solange bis es klappt. ●●●

B ... nehme ich ein Hilfsmittel zur Hand und versuche es noch ein zweites Mal – danach gebe ich auf. ●●○

C ... nehme ich ein Hilfsmittel und schmeiße es dem Yogalehrer an den Kopf. ●○○

D ... nehme ich mir einen Strick! ○○○

Wenn wir im Unterricht Mantren singen ...

A ... singe ich aus voller Kehle mit ●●○

B ... singe ich nur halbherzig und halblaut mit ●○○

C ... singe ich „Alle meine Entchen" ○○○

D Das heißt nicht „singen", das heißt „chanten"! ●●●

Was bedeutet für Sie „Chaturanga Dandasana"?

A Dass ich vom Yogalehrer gefördert werde ●●●

B Dass ich vom Yogalehrer gefordert werde ●●○

C Dass ich vom Yogalehrer gefoltert werde ●○○

D Dass ich nach der Stunde den Yogalehrer foltern werde ○○○

Was ist keine Yoga-Haltung?

A Kopfstand ○○○

B Handstand ○○○

C Ellbogenstand ○○○

D Obststand ●●●

E die ersten drei ●●●●

Wie bereiten Sie sich auf die Yoga Stunde vor?

A Ich esse extra drei Stunden vorher nichts und lese
   stattdessen in der Bhagavad Gita. ·····●●●

B Ich esse extra drei Minuten vorher nichts und lese
   dabei das Vorwort der Bhagavad Gita. ·····●●○

C Ich esse drei Stunden vorher *so viel ich kann* und
   betrachte dabei das Titelbild der Bhagavad Gita. ·····●○○

D Ich esse die Bhagavad Gita ·····○○○

Was bringen Sie zum Yoga Unterricht mit?

A Yoga-Leggins, eine Flasche Wasser (ohne Kohlensäure)
   und meine Yoga-Matte aus Kautschuk ·····●●●

B Eine etwas löchrige Jogginghose, eine Flasche
   Apfelschorle und meine alte Gymnastik-Matte. ·····●●○

C Einen Blaumann, eine Flasche Kohlensäure und
   meine Fußmatte ·····●○○

D Kondome ·····○○○

Testergebnis

0–7	Nein, Sie sind kein guter Schüler. Sie sind ein seeehr guter Schüler!
8–14	Nun, Sie sind ein recht guter Schüler. So wie Bob Dylan ein recht guter Sänger ist.
15–21	Tja, als Schüler sind Sie eine Katastrophe. Vielleicht sollten Sie Yogalehrer werden.
22	Jawoll! Diesmal konnte man tatsächlich 22 Punkte erreichen. Aber Sie haben bei der Frage „Was ist *KEINE* Yoga-Haltung?" nicht tatsächlich e) angekreuzt …!?

Schüler sagt	**Schüler meint**
Hallo, ich möchte gerne Yoga machen.	Hallo, mein Arzt meinte, ich solle Yoga machen.
Ich mache seit 15 Jahren Yoga.	Vor 15 Jahren habe ich das erste Mal einen Yoga-Kurs besucht. Heute ist das zweite Mal.
Sind Sie Vegetarier/Veganer?	Sind Sie ein *echter* Yogalehrer?
Waren Sie schon mal in Indien?	Sind Sie ein *guter* Yogalehrer?
Früher konnte ich das alles.	Als Baby war ich total beweglich.
Bieten Sie auch Krankenkassenkurse an?	Gibt's hier was umsonst?
Werden in Ihren Yoga-Stunden auch Mantren gesungen?	Sind Sie geisteskrank?
Oooooooommmmmm…	Bin *ich* geisteskrank?
Ist das so richtig?	Loben Sie mich mal!
Nein, nichts passiert, alles in Ordnung.	Kann mal jemand einen Arzt rufen?

Am Anfang war ... das Fitness Studio!

Viele lernen Yoga tatsächlich erstmals in ihrem Fitness Studio kennen. Dort werden oft sogar *zwei* Yoga-Kurse angeboten. Einer für Anfänger und einer für Fortgeschrittene. Auffällig ist, dass besonders der Kurs für Fortgeschrittene immer außerordentlich gut besucht ist. In der Regel von Anfängern.

Karriere im Yoga Zentrum

In Yoga Zentren achtet man gemeinhin etwas besser darauf, dass die Kursteilnehmer in einem ihren Fähigkeiten entsprechender Kurs landen. Da durchläuft man als Yoga Neuling praktisch eine kleine Yoga „Karriere". Sie beginnt mit einer sogenannter Schnupperstunde (in manchen Fällen endet sie auch damit).

Schnupperstunde

Schnupperstunde bedeutet, dass Sie nichts oder zumindest weniger als üblich bezahlen, aber ansonsten am normalen Unterricht teilnehmen. Hier lernen Sie dann, dass Bäume auch ihr Gleichgewicht verlieren können. Sie lernen, dass Hunde am Liebsten nach unten schauen. Und Sie lernen, dass ein verwaschener, alter Schlafanzug scheinbar die ideale Yoga Bekleidung ist.

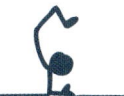

Tipp

Wenn Sie bei Ihrer ersten Kind-Stellung mal an der Yoga-Matte riechen, wird Ihnen sofort klar, warum die meisten Kurs-Teilnehmer ihre eigene Yoga-Matte mitgebracht haben. Da bekommt das Wort „Schnupper-stunde" eine ganz neue Bedeutung!

Anfängerkurs

Der Anfängerkurs markiert den nächsten Schritt auf Ihrer „Karrie-releiter". Genießen Sie ihn! Denn hier im Anfängerkurs sagt man Ihnen noch, dass Sie sich nicht überanstrengen sollen. Später, im Kurs für Fortgeschrittene, sagt man Ihnen zwar das Gleiche, ist aber komplett ironisch gemeint. Bevor der Kurs jedoch so richtig losgeht, werden Sie erstmal gebeten dem Zentrumleiter für seine Unterlagen ein paar Angaben zu machen: Nämlich wie Sie heißen, wie Ihre Telefonnummer lautet und ob Sie bereit sind all Ihr sauer verdientes Geld in die Angebote seines Zentrums zu stecken. Gut, Letzteres wird nicht gefragt, nur gedacht.

Mittelstufenkurs

Der ungeliebte Mittelstufenkurs ist nichts richtig Eigenständiges und bereitet im Prinzip lediglich den fortgeschrittenen Kurs vor. Wie die zweiten Teile von Film-Trilogien. Wäre der Mittelstufen-kurs also ein Film, wäre er „Die zwei Türme", aus der „Herr der Ringe"-Trilogie. Beziehungsweise „Catching Fire", aus der „Tri-bute von Panem"-Reihe. Oder „Emanuelle 2". Nichtsdestotrotz tut man gut daran sowohl beim Film als auch beim Yoga-Kurs volle Konzentration walten zu lassen. Ansonsten versteht man den nächsten Teil nicht. Okay, „Emanuelle 3" eventuell schon …

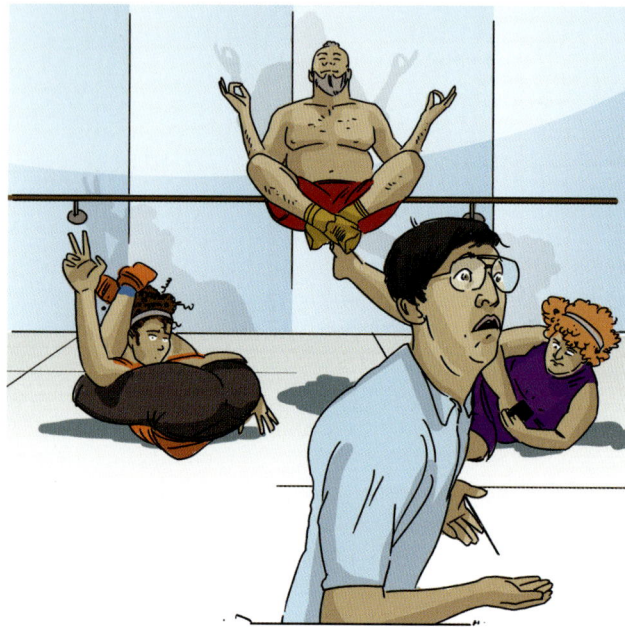

„Entschuldigen Sie, ist das hier der Anfängerkurs
oder der Fortgeschrittene Kurs?"

Fortgeschrittener Kurs

Haben Sie den Mittelstufenkurs endlich hinter sich gebracht, gehören Sie ganz offiziell nicht mehr zu den Mittelstufen-Loosern.
Sondern zu den fortgeschrittenen Loosern. Ihren Fortschritt erkennt man vor allem daran, wie Sie sich im Kurs verhalten: Sagt
der Lehrer „Fisch", entgegnen Sie nicht entrüstet: *„Ich bin Vege-
tarier!"*. Sie denken auch nicht an ein Schwimmbad, wenn der

Lehrer vom Beckenboden spricht. Und wenn er zu einem lauten „OM" ansetzt, ergreifen Sie nicht angsterfüllt die Flucht. Eher schon Ihr Lehrer, wenn *Sie* zu einem „OM" ansetzen. Aber was können Sie auch dafür, wenn die immer so viel Knoblauch in den Döner ... äh ... in den Veggieburger mischen? Eben.

Kursanmeldung/Kosten

Sprechen wir über Geld. Bei der Kursbezahlung haben Sie verschiedene Optionen. Sie können eine komplette Kurseinheit buchen, eine Zehnerkarte erwerben, Monatsbeiträge entrichten oder für einzelne Kurs-Stunden löhnen. Den Kurs gar nicht zu bezahlen ist leider keine Option.

Komplette Kurseinheiten

Bei der Buchung einer kompletten Kurseinheit, zahlen Sie über einen bestimmten Zeitraum – meistens sind das zehn Wochen – einen Gesamtbetrag. Was ein ziemlich fairer Deal ist. Außer Sie befinden sich in neun von zehn Wochen außer Landes. Dann ist dieser Deal – um es einmal vorsichtig auszudrücken – kacke. Besser wären dann für Sie:

Drop Ins

Drop Ins haben zwar ihren Preis, sind aber ideal für all jene, die aufgrund ihres Berufes nur unregelmäßig Zeit haben und jede Yogastunde einzeln bezahlen wollen bzw. müssen. Erfahrungsgemäß sind das meist Schichtarbeiter, Reiseleiter, Außenminister und Menschen, die in irgendeiner Form für den Geheimdienst tätig sind.

Zehnerkarte

Eine weitere Option ist die Zehnerkarte, die Ihnen erlaubt – innerhalb von drei oder vier Monaten – zehn Mal zum Yoga zu kommen. Sie ist ausdrücklich *keine* Bescheinigung, die Ihnen gestattet im Schwimmbad „vom Zehner" zu springen – denn das dürfen Sie auch so.

Vertrag/Monatsbeitrag

Dass man Verträge nicht nur in Fitness Studios, sondern auch in manchen Yoga Studios abschließen kann ist relativ neu. Für einen solchen Vertragsabschluss spricht, dass man von seinem Konto jeden Monat völlig geräuschlos einen festgesetzten Betrag abgebucht bekommt. Dagegen spricht, dass man von seinem Konto jeden Monat völlig geräuschlos einen festgesetzten Betrag abgebucht bekommt. Keine leichte Entscheidung!

Zehn Gründe, warum Sie besser KEIN Yoga machen sollten

- Sie stehen ungern auf einem Bein.
- Sie stehen ungern auf dem Kopf.
- Sie stehen ungern auf den Händen.
- Sie stehen ungern.
- Sie atmen ungern.
- Sie können nicht aufhören zu reden
  (in dem Fall: werden Sie Yogalehrer)
- Sie ekeln sich vor Gummimatten.
- Sie ekeln sich vor Gummimenschen.
- Sie liiieben es Rückenschmerzen zu haben.
- Auf Schlafstörungen, Depressionen und Nervosität zu
  verzichten, bedeutet für Sie einen Verlust an Lebensqualität.

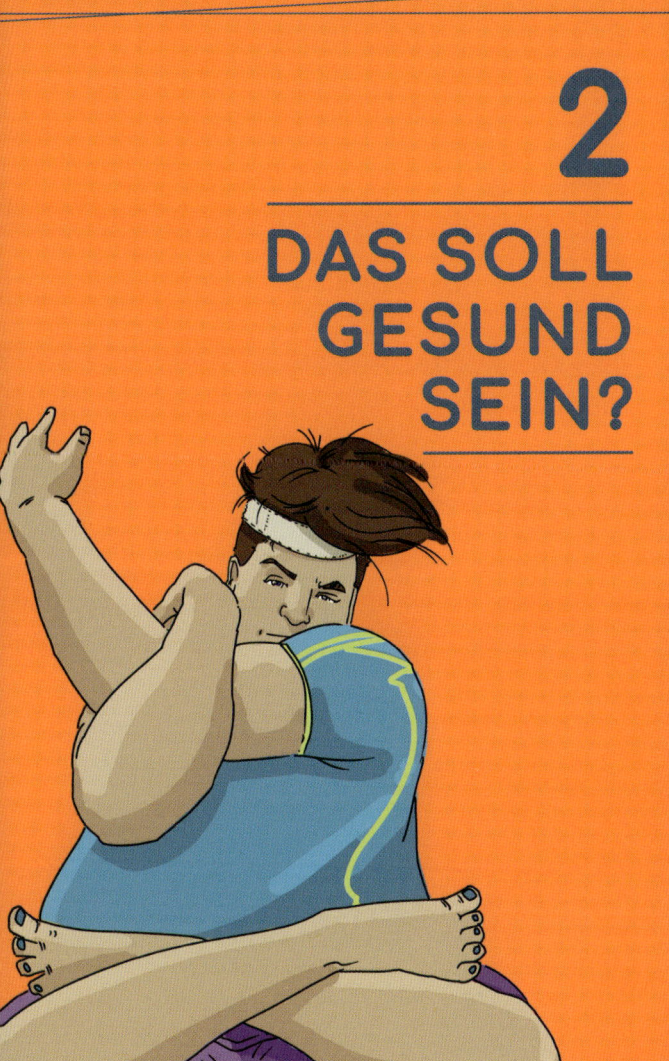

2

DAS SOLL GESUND SEIN?

Die Yoga Praxis

Übung

Das zweite Kapitel startet mit einem Test. Legen Sie sich auf den Rücken, heben Sie die Beine und bringen Sie Ihre Füße hinter den Kopf auf den Boden. In dieser Stellung berühren Sie jetzt mit der Nasenspitze Ihre Knie. Abwechselnd. Mal links, mal rechts. Und rezitieren dabei die Sutren. Alle 195 Strophen. Dreimal. In Sanskrit. Falls Ihnen das ohne Versprecher gelingt, können Sie dieses Kapitel überspringen. Die (wenigen) anderen lesen einfach weiter.

Von Swami Sivananda stammt der berühmte Satz „1 Gramm Gehacktes ist besser als 1000 Tonnen Federvieh." Oder so ähnlich. Was er mit dem Satz zum Ausdruck bringen wollte, ist nicht ganz klar. Klar ist nur, dass es beim Praktizieren von Yoga-Stellungen gewisse Regeln zu beachten gibt. Die erste und wichtigste Regel: Sterben Sie nicht. Auch nicht in der „Totenstellung".

Was es sonst noch beim „yogen" zu beachten gilt:

Essen Sie etwa drei Stunden vor der Yoga-Stunde nichts.
Zumindest nichts Größeres. Sonst geht zu viel Energie für den Verdauungsprozess verloren. Was bei Heißhunger vor der Yoga-Stunde hilft: Tief einatmen und die Luft anhalten. Für drei Stunden. Dann ausatmen und zum Yoga gehen. Ganz nebenbei hat sich das auch mit dem Schluckauf erledigt.

Trinken Sie nicht während des Yoga.

Oder trinken Sie! Die Yogis sind sich uneins, was die Flüssigkeitszufuhr während des Yoga-Übens angeht. Die einen sagen, es stört. Die anderen sagen, es hilft beim Entgiften. Ein Tipp vom Autor dieser Zeilen: Hören Sie auf Ihr Durstgefühl! Wenn Sie meinen etwas trinken zu müssen, tun Sie's. Vermeiden Sie bloß Getränke wie Himbeersirup und starke Abführmittel. Trinken Sie lieber Tee oder Gemüsesaft. Wasser ginge zur Not auch.

**Sofern Ihr Yogalehrer nichts anderes sagt,
atmen Sie immer durch die Nase.**

Nicht durch den Mund. Nicht durch die Ohren. Und auch nicht durch die Augen oder durch sonstige Körperöffnungen. Egal wie fortgeschritten Sie sein mögen.

Üben Sie barfuß auf einer rutschfesten Matte.

Oder üben Sie auf einer Allerwelts-Matte mit rutschfesten Füßen. Entscheiden Sie selbst! Wenn Sie auf Nummer Sicher gehen wollen, praktizieren Sie auf einem Nagelbett. Das ist auf jeden Fall rutschfest.

Beachten Sie gut die eigenen Grenzen.

Und dehnen Sie sich nur so weit, wie es sich für Sie noch gesundheitsfördernd anfühlt. Falls Sie beim Ausführen einer Dehnübung an irgendeiner Stelle anfangen wie verrückt zu bluten oder Ihnen sämtliche Sehnen reißen, haben Sie vermutlich Ihre Grenze erreicht. Beziehungsweise überschritten. Wichtig in so einem Fall: dehnen Sie sich unbedingt noch zwanzig bis dreißig Minuten weiter. Damit sich der anschließende Krankenhausaufenthalt auch richtig lohnt.

Wenn Sie diese einfachen Grundregeln beachten, sind Sie stets auf der sicheren Seite. Zusätzlich vermeiden Sie bitte folgende Anfängerfehler:

- Den Yogalehrer mit „Trainer", „Digger" oder „Schnuckel-Hase" anreden.
- Vor der Stunde Hände, Füße und Matte mit Schmierseife einreiben.
- Auch den Yogalehrer damit einreiben.
- In der nächsten Stunde alles mit Sekundenkleber einreiben.
- Wenn der Yogalehrer etwas vormacht, lautstark applaudieren.
- Oder „Buh"-rufen.
- Ein Handy mit in den Unterricht bringen.
- Und telefonieren.
- Mit einem anderen Yogalehrer.
- Im „Hund" bellen.
- Die anderen „Hunde" anbellen.
- Die anderen „Hunde" beschnüffeln.
- Vorzugsweise hinten.

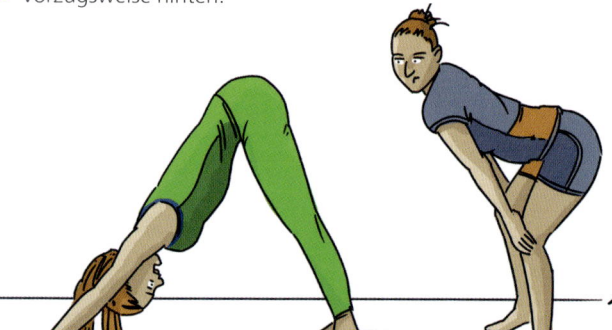

- Ein Bein heben und Ihr Revier markieren.
- Den Kursteilnehmern im „Löwen" an der Zunge ziehen.
- Während der Endentspannung plötzlich „Feuer!" rufen.
- Während der Endentspannung ein Feuer machen.
- Während der Endentspannung alte Feuerwerkskörper zünden.
- Außer an Silvester.

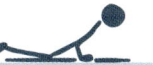

Regel

FÜR YOGALEHRER: Selbstredend, dass man auch als Yogalehrer Fehler machen kann. Deshalb haben Sie gleichfalls einige Regeln zu beachten. Hier die wichtigste: Erwürgen Sie Ihre Schüler nicht! Selbst wenn sie eine Übung falsch machen. Bleiben Sie in so einer Situation ganz ruhig und sagen Sie dabei innerlich immer wieder zu sich selbst „Es gibt Schlimmeres, es gibt sehr viel Schlimmeres ..." Auch wenn das nicht wahr ist.

Die Yogastunde

Zusammen schwitzt man weniger allein

Der Kern einer jeden Yogastunde sind die Asanas. Der Begriff „Asana" ist gleichbedeutend mit dem Begriff „Körperhaltung". Wenn man sich in einem Yoga Studio befindet, ist es aber irgendwie passender nicht von „Körperhaltungen", sondern von „Asanas" zu sprechen. In einem Obstladen spricht man ja auch nicht von „stacheligen Früchten", sondern von „Ananas". Die Haltungen lassen sich in verschiedene Gruppen einteilen.

Stehhaltungen

Stehhaltungen zum Beispiel stärken nicht nur Füße und Beine, sondern auch die Knochen. Darüber freut sich natürlich der Mensch. Ein wenig makaber ist, wenn sich auch Ihr Hund darüber freut.

Gleichgewichtsübungen

Gleichgewichtsübungen stärken ebenfalls Füße und Beine. Außerdem kräftigen sie die tieferliegende Muskulatur. Fällt man bei Balance-Haltungen öfters zu Boden, erhält die Bezeichnung „tieferliegende Muskulatur" eine zusätzliche Bedeutung.

Rückbeugen

Durch Rückbeugen werden die Lungen voll ausgedehnt und die Atmung verbessert. Das macht sie zu Muntermachern, die mehr Freude und Vitalität ins Leben bringen. Wer lieber Trauer und Trägheit im Leben will, sollte sich nicht mit Rückbeugen, sondern mit Rückschlägen beschäftigen. Und mit dem Werk von Frank Kafka. Sicher ist sicher.

Vorbeugen

Vorbeugen wirken sich sehr positiv auf die Verdauung aus. Verharrt man drei Minuten regungslos in einer Vorbeuge wird obendrein auch noch das Immunsystem gestärkt. Verharrt man drei Tage regungslos in einer Vorbeuge, hat man sein Immunsystem gar auf das Optimalste gestärkt. Sein Verdauungssystem allerdings nicht.

Drehungen

Drehungen können die kleineren Muskeln rund um die Wirbelsäule von Verspannungen lösen. Das merkt man daran, wenn es

leise knackt. Wenn es lauter knackt, hat man offen-
bar größere Verspannungen gelöst. Oder einen
Arztbesuch vor sich.

Umkehrhaltungen

Umkehrhaltungen wirken verjüngend, lassen
Falten verschwinden und das Gesicht schön
rosig erscheinen. Damit sind Umkehrhaltungen praktisch das „Botox der Yogis". Ganz
nebenbei kommt es bei Umkehrhaltungen
zu einer verbesserten Durchblutung des
Gehirns. Was die Wahrscheinlichkeit
verringert, dass sich Yogis irgendwann
mal auf richtiges Botox einlassen.

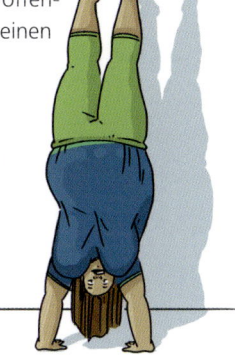

„Ich werd jung, ich werd
schön, ich bleib so stehn ..."

Tipp

Da bei Umkehrhaltungen das Herz immer höher ist als der Kopf, tut
man gut daran, in der Badewanne komplett auf Umkehrhaltungen zu
verzichten. Selbst dann, wenn sie mit Wasser gefüllt ist.

Sitzhaltungen

Sitzhaltungen arbeiten an der Öffnung der Hüfte und eignen sich
hervorragend zum Meditieren. Für gewöhnlich sitzt man dabei auf
dem Boden. Wer nicht gerne auf dem Boden sitzt, kann jederzeit
aufstehen und in den „Baum" oder den „Krieger 3" gehen. Wer
einen sitzen hat, sollte das überdenken.

Woraus eine Yoga-Stunde besteht:

- 51 % – Yoga Übungen
- 24 % – Yoga Übungen frühzeitig abbrechen
- 23 % – Nachspüren
- 15 % – Schwitzen
- 7 % – Schweiß abwischen
- 4 % – Mantren singen
- 2 % – Sich nicht trauen die Mantren mitzusingen
- 3 % – Sich mit dem Nachbarn vergleichen
- 1 % – Auf Toilette gehen
- 0,9 % – Von der Toilette wiederkommen
- 8 % – T-Shirt wieder runterziehen
- 5 % – Hose wieder hochziehen
- 7 % – Frisur richten
- 2,2 % – Sich kratzen
- 0,2 % – Den Nachbarn kratzen
- 3 % – Hilfsmittel holen (im Iyengar Yoga: 93 %)
- 0,2 % – Emails / SMS checken
- 6 % – Stöhnen
- 2 % – Pupsen
- 20 % – Pupsen unterdrücken
- 4 % – Trinken
- 0,1 % – Essen
- 2,7 % – Schlafen
- 1,9 % – Reden
- 1,1 % – Ermahnt werden
- 1,3 % – Fragen stellen
- 1,2 % – Antwort anhören
- 0,0000007 % – Staubsaugen

Fünf Dinge, die eine Yoga-Stunde zur Hölle machen können:

1. Der Yoga-Raum wurde zuletzt 1897 gelüftet. Und da auch nur kurz.

2. Ihr Nachbar hat den Körpergeruch eines ausgewachsenen Iltis.

3. Sie stellen fest, dass in Wahrheit Sie selbst der ausgewachsene Iltis sind.

4. Sie finden Yoga grundsätzlich doof.

5. Ihr Yogalehrer auch.

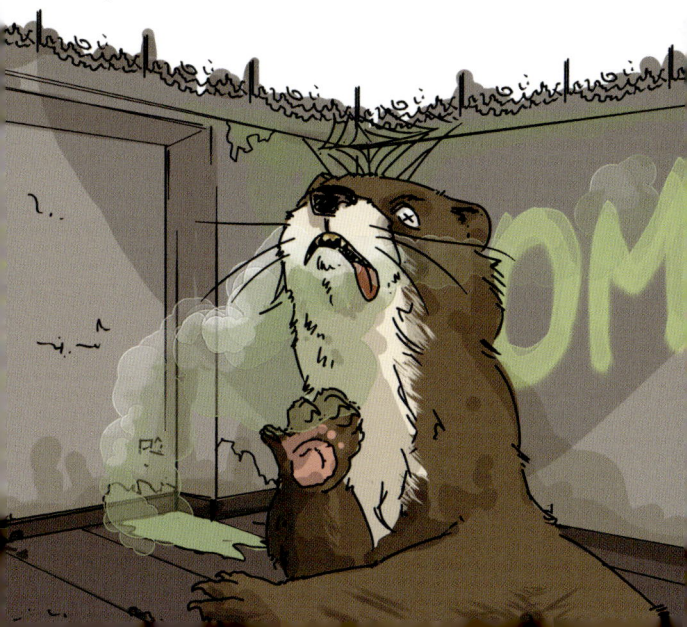

Was vor, während und nach jeder Stunde mindestens einmal gesagt wird:

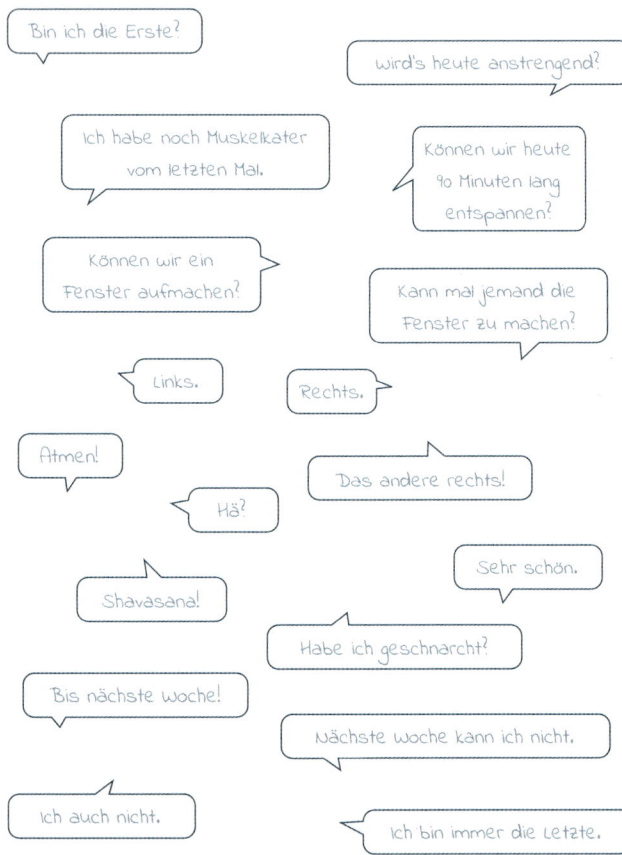

Woran Sie erkennen,
dass Sie zu viel Yoga machen:

- Sie sagen Sätze wie „Da muss ich erstmal in mich hinein-spüren."
- Sie können das Wort „Wurzelchakra" aussprechen ohne zu lachen.
- Sie kaufen sich Bücher namens „Das Dritte Auge öffnen" oder „Engel – wie sie ticken, wie sie leben, wo sie sich prügeln"
- Sie lesen diese Bücher auch.
- Sie grinsen den ganzen Tag.
- Sie grinsen sogar nachts.
- Sie wollen unbedingt mal nach Indien reisen.
- Sie wollen nach Indien ziehen.
- Sie wollen zum Inder werden.
- Sie geben Anderen gegenüber offen zu, dass Sie Yoga machen.
- Sie besitzen mehr als drei Gegenstände mit einem OM-Schriftzug.
- Sie bringen Ihrem Yogalehrer Geschenke aus dem Urlaub mit.
- Sie bringen einen Yogalehrer aus dem Urlaub mit.
- Sie denken nach dem Durchlesen dieser Liste: „Na und?"

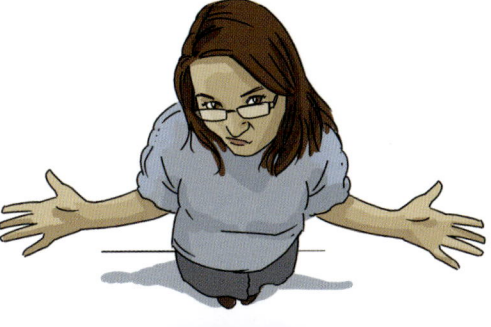

Bekannte Asanas

Der Löwe

Beim Löwen sitzt man auf den Fersen, streckt die Zunge weit raus und atmet kräftig aus. Das wirkt befreiend und ist gut für die Durchblutung im Hals. Den Löwen sollte man unbedingt auch mal bei einem ersten Date ausprobieren. Es sei denn, Sie wollen ein Zweites.

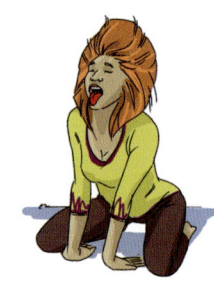

Das Kind

Beim Kind sitzt man ebenfalls auf den Fersen, legt die Stirn aber auf dem Boden ab. Als Kind hat man in dieser Hal-

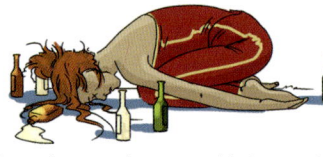

tung tatsächlich öfter geschlafen. Als Erwachsener schläft man in dieser Position nur noch ab einer bestimmten Promille-Grenze.

Die Krähe

Bei der Krähe steht man auf beiden Händen, während die Knie auf den Oberarmen abgestellt sind. Um die Übung spannender zu machen, kann man sich zusätzlich eine Torte unter das Gesicht stellen.

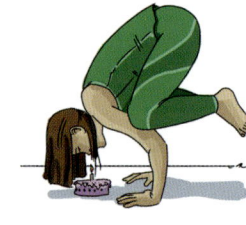

Die Fünf Tibeter

sind fünf Yoga-Übungen aus Asien, die mit wachsender Begeisterung von Menschen auf der ganzen Welt praktiziert werden. Ebenfalls aus Asien, aus dem Land der Mitte, kommt die Übungsreihe „Die zwei Milliarden Chinesen", die sich bis zum heutigen Tag leider nicht durchsetzen konnte. Experten diskutieren regelmäßig darüber, ob die Übungsreihe möglicherweise ein klein wenig zu lang ist.

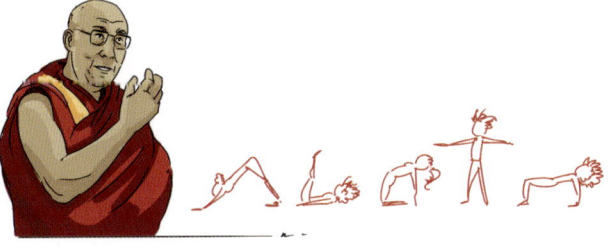

Das Boot

Beim Boot sitzt man leicht nach hinten geneigt und hebt die Beine an. Das Boot ist eine sehr gute Übung, um Bein- und Bauchmuskulatur zu stärken. Außerdem ist sie bis heute die einzige Yoga-Haltung, die einen Oscar gewonnen hat.

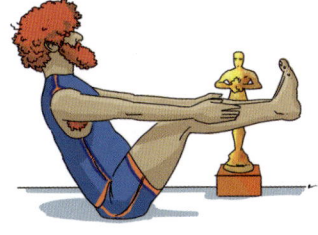

55

Die Totenstellung

Übungen im Liegen gibt es natürlich auch. Die bekannteste ist wohl Shavasana, die Totenstellung. In die Totenstellung geht man häufig am Ende der Stunde. Quasi als Belohnung für die Anstrengungen von zuvor. Da sich der ganze Kurs auf die damit verbundene Entspannungsphase freut, löst das Wort „Shavasana" in einer Yogastunde oft ähnliche Glücksgefühle aus, wie das Wort „Freibier" in einer Kneipe. Nur dass „Shavasana" weniger lautstark beklatscht und bejubelt wird. Übrigens: Fällt in einer Kneipe das Wort „Freibier" zu oft, kommt es bei Vereinzelten irgendwann automatisch zu „Shavasana". Umgekehrt funktioniert das leider nicht.

„Ok, wir beenden unsere erste Yoga-Stunde mit der Totenstellung."

HINWEIS

Um Yoga-Übungen zu machen, muss man nicht überdurchschnittlich beweglich sein. Außer man macht Übungen bei denen man beweglich sein muss.

Die Atmung

Atmen macht Spaß. Vor allem zu Lebzeiten. Richtig zu atmen heißt: Der Bauch hebt sich einatmend und senkt sich ausatmend. Hebt sich der Bauch ausatmend und senkt sich einatmend, atmet man paradox. Die gute Nachricht: Paradoxes Atmen hat nichts mit Paradontose zu tun. Außerdem kann man jederzeit das korrekte Atmen wieder erlernen. Atmet ein Paradox-Atmer nach längerer Zeit wieder richtig, fühlt sich das für ihn erstmal falsch an. Verrückt, nicht wahr? Erst wenn man das richtige Atmen beherrscht, macht es Sinn mit Atemtechniken anzufangen, sogenannten

Pranayamas

Pranayamas haben die unterschiedlichsten Effekte. Es gibt welche, die den Energielevel erhöhen, andere die den Stresspegel senken und einige wenige, die Volksmusik zumutbar machen. Letzteres bedarf freilich des lebenslangen, täglichen Übens, aber es kann gelingen. Eine der bekanntesten Pranayamas ist die

Wechsel-Atmung

Sie hilft dabei die Lungenkapazität zu erhöhen. Dabei atmet man durch ein Nasenloch ein, hält den Atem an und atmet durch das andere Nasenloch wieder aus. Und zwar idealerweise im Verhältnis 1 – 4 – 2. Also schnell einatmen (1), viermal so lange den Atem anhalten (4) und doppelt so lange ausatmen (2). Atmet man im Verhältnis 4 – 4 – 2 oder 3 – 4 – 3, guckt man zu viel Fußball.

Ujjayi-Atmung

Bei fließenden Yoga-Stilen wie dem Ashtanga Yoga wird meist der Ujjayi-Atem angewandt. Der Ujjayi-Atem vermag ebenfalls die Lungenkapazität zu erhöhen und beruhigt darüber hinaus auch noch den Geist. Mit etwas Glück den eigenen. Diese Atemtechnik erfordert, dass man seine Stimmritzen verengt, sodass der Atem wie ein Röcheln klingt. Das Röcheln ist vermutlich der Grund, warum Star Wars-Fans nicht vom Ujjayi- sondern vom „Darth Vader-Atem" sprechen. Fragt man sie, wann der Ujjayi-Atem entstanden ist, antworten sie ohne zu zögern: „Zwischen Episode III und IV."

Der Lange Tiefe Atem

Im Kundalini Yoga ist die Hauptatemtechnik der Lange Tiefe Atem, kurz LTA genannt. Beim L(angen) T(iefen) A(tem) – der Name deutet es vorsichtig an – atmet man vor allem – genau – lang und tief. Darunter verstehen die Kundalinis, dass man alle drei Atemkammern mit einbezieht. Also Bauch, Brustkorb und die Atem-Hilfsmuskeln in den Schultern. Der Sehr Lange Tiefe Atem, kurz SLTA, bezieht sogar noch eine geheimnisvolle vierte Atemkammer mit ein – die Lunge.

HINWEIS

Bei manchen Pranayama-Übungen bekommen Alltags-Floskeln wie „Jetzt halt aber mal die Luft an!" eine ganz neue und faszinierende Bedeutung.

Bandhas

Zugegeben, richtig zu atmen ist sehr wichtig. Allerdings sollte in jeder Yoga Praxis auch der korrekte Einsatz von Bandhas geübt werden. Bandha bedeutet „Körperschleuse", hat aber nur bedingt etwas mit dem menschlichen Ausscheidungssytem zu tun. Beim Benutzen von Bandhas geht es sowohl darum, Energien im Körper an eine bestimmte Stelle zu lenken, als auch eine bessere Haltung einzunehmen. In einem vorbildlichen Yoga Unterricht wird idealerweise viel mit Bandhas gearbeitet. In einem mexikanischen viel mit Bandidas. Beides hat seinen Reiz. Es gibt drei verschiedene Bandhas. Sie heißen Mula, Uddhyana und Jalandhara Bandha (die Namen der Bandidas ändern sich ständig).

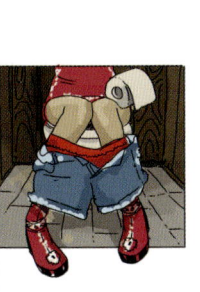
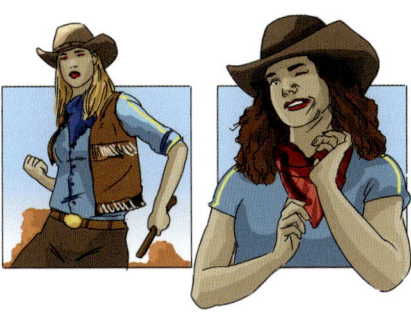

1. Mulabandha

Mulabandha, die erste Körperschleuse, wird durch die Beckenboden-Muskulatur stimuliert und verhindert unter anderem, dass man in ein Hohlkreuz geht. Um die Beckenboden-Muskulatur zu Trainieren empfehlen manche Yogis beim Wasserlassen den Strahl anzuhalten, dann wieder fließen zu lassen, wieder anzuhalten, wieder fließen zu lassen und so weiter. Sodass man auf insgesamt etwa fünf bis sechs Unterbrechungen kommt. Oder je nach Blasenkapazität fünfzig bis sechzig. Fortgeschrittene Yogis ziehen nach völliger Entleerung alles sofort wieder hoch in die Blase und beginnen von vorn. Interessanter als die Übung selbst ist nur der Gesichtsausdruck, der dabei entsteht.

2. Uddhyana Bandha

Uddhyana Bandha, die zweite Körperschleuse, bewegt die Energie zum Herzen hin und festigt den mittleren und den oberen Teil des Rückens. Bei diesem Bandha wird der Bauchnabel soweit es geht nach oben gedrückt. Erreicht man mit ihm die Schädeldecke, ist das nicht unbedingt gut. Der Inhaber der Schädeldecke wird sich darüber aber keine Gedanken machen. Womit auch?

3. Jalandhara Bandha

Mit der dritten Schleuse, Jalandhara Bandha, lenkt man die Energie zum Kopf hin. Dafür zieht man den Nacken in die Länge und das Kinn nach innen. Bis man so aussieht wie der Mimimi Mann von den Muppets. Jalandhara Bandha wird meist bei Meditationen und Pranayamas angewandt, um zu verhindern, dass sich Blut im Kopf staut. Um zu verhindern, dass sich Gedanken im Kopf stauen, helfen weder Bandhas noch Bandidas, dafür aber Mantras.

Mantras

Mantras, auch Mantren genannt, sind heilige Wörter, die man entweder rezitiert oder singt. Eines der bekanntesten Mantren ist das „Mantra der Geduld" und wird meist rezitiert: „Bitte legen Sie nicht auf, der nächste freie Mitarbeiter ist schon für Sie reserviert, bitte legen Sie nicht auf, der nächste freie Mitarbeiter ist schon für Sie reserviert, bitte legen Sie nicht auf…" Andere bekannte Mantren sind: OM, OM Namah Shivaya und OM Shanti OM. Also Hauptsache was mit OM.

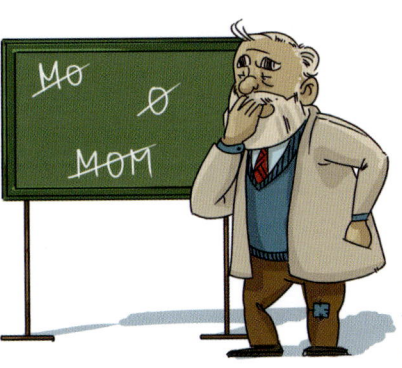

Der Mantra-Erfinder Rajesh Singh vor einem bahnbrechenden Einfall.

OM

Der Urlaut „OM" ist die heilige Silbe in der Hindu-Philosophie und wohl das bekannteste Mantra überhaupt. Die Hindus kennen es, die Buddhisten kennen es und sogar manche Nudisten. OM wird im Prinzip aus drei unterschiedlichen Lauten zusammengesetzt: A, U und M. Beim Singen schwingt der Laut A idealerweise im Bauchbereich, das U vibriert im Brustraum und das lange nasale M ist als Resonanz im Kopf zu spüren. Spüren Sie das lange nasale M in den Zehen, liegt das nicht an Ihrem Gesang, sondern an Ihren neuen Schuhen.

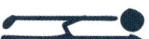

Übung

Wenn Sie sich das nächste Mal wehtun, hängen Sie an den Ausruf „Au!" einfach ein „m" hinten dran. So machen Sie aus einem Schmerzensschrei einen kosmischen Urlaut.

OM Namah Shivaya

Die Silbenfolge „OM Namah Shivaya" ist eine Anrufung der hinduistischen Gottheit Shiva. Shiva ist der Gott der Zerstörung. Warum man etwas verehrt, das von Natur aus zerstörerisch ist, wissen nur Yogis und Raucher.

OM Shanti OM

Das Mantra Shanti, zu Deutsch: Frieden, wird in manchen Yoga Traditionen gerne in Verbindung mit dem Mantra OM vor und nach dem Unterricht gesungen. Es soll alle Mitsingenden daran erinnern, dass wir unser Leben besser auf Frieden und Liebe statt auf Mord und Totschlag ausrichten. So schwer es auch fallen mag.

Ich brauch' mehr Geld

Wie beim „Mantra der Geduld" bereits erfahren, müssen Mantren nicht unbedingt auf Sanskrit sein. Sie können auch auf Deutsch, Englisch oder Klingonisch sein. Das Entscheidende ist allein, dass sie mit einer gewissen Hingabe vorgetragen und täglich wiederholt werden (besser noch wöchentlich). Der Satz „Ich brauch' mehr Geld" wird dieser Definition gerecht und ist ein Mantra, das auf dem gesamten Erdball praktiziert wird. Häufiger wird im Grunde nur das Mantra „Ich liebe dich." verwendet. Wie man munkelt, kann man beide Mantren auch erfolgreich miteinander kombinieren.

Was Yogis außer Mantren gerne hören:

- Phil Collins „Yoga n't hurry love"
- Paul Young „Wherever I lay my Hat, that's my OM"
- Ritchie Valens „La Bandha"
- Nirvana „Smells like Yogi Tea"
- The Rolling Stones „(I can't get no) Samadhi"
- Elvis Presley „Heart Chakra Hotel"
- Madonna „La Isla Niyama"
- Stevie Wonder „I just called to say I do Kapalabhati"
- Bob Dylan „Like a rolling OM"
- Sex Pistols „God save the Yoga Queen"
- Survivor „Third Eye of the Tiger"

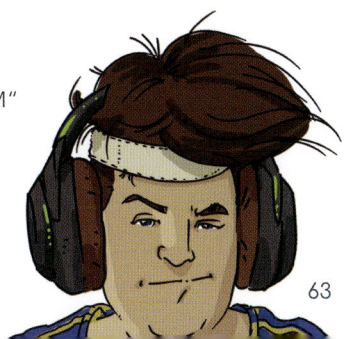

63

Meditation

Ich sitz dann mal rum

Meditation ist im Grunde das A und O im Yoga. Vielen entfleucht dennoch eher ein Oh als ein Ah, wenn man auf das Thema zu sprechen kommt. Meditieren ist langweilig, behaupten sie und wenden sich lieber wieder ihrer Briefmarken-Sammlung zu. Dabei ist Meditieren alles andere als langweilig und obendrein auch gar nicht so leicht. Eine der größten Schwierigkeiten beim Meditieren ist, sich innerlich völlig leer zu machen. Ohne dabei zu erbrechen. Versuchen Sie es mal. Legen Sie für ein paar Atemzüge das Buch beiseite, machen Sie sich innerlich leer und denken Sie an nichts. Und zwar ab jetzt …

Na? Hat's geklappt? Zu Ihrer Information: Der Satz „Ich denke jetzt an nichts." ist ein Gedanke.

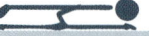

Übung

Denken Sie ab heute zwei Mal täglich an nichts. Verfügen Sie von Berufswegen über zu wenig Zeit für diese Übung nutzen Sie fürs Nicht-Denken die Meetings mit dem Chef. Dann steht auch Ihrer Beförderung nichts mehr im Weg.

Bekannte Meditationsformen

Atemmeditation

Eine der gängigsten Meditationsformen ist die Atemmeditation, bei der man sich voll und ganz auf den – Achtung, jetzt kommt's – Atem konzentriert. Insbesondere auf den eigenen. Mit der Zeit wird der dann allmählich ruhiger, wodurch auch der Geist immer ruhiger wird. Der Haken an der Sache: Es gibt keinen!

Vipassana

Die Vipassana Meditation – oft auch Achtsamkeitsmeditation genannt – kommt aus dem Buddhismus. Bei dieser Form der Meditation kann es sein, dass Sie sehr viel Zeit sitzend auf einer Holzbank verbringen. Das ist im wahrsten Sinne des Wortes: hart. Auch für die Holzbank.

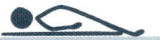

HINWEIS

Wenn Ihnen jemand erzählt, dass er gerade zwei Jahre gesessen hat, bedeutet das nicht zwangsläufig, dass vor Ihnen ein Meister im Vipassana steht.

Transzendentale Meditation

Die Transzendentale Meditation, kurz TM genannt, ist vielleicht die bekannteste Meditationsform. So wie die Beatles, kurz die Beatles genannt, die vielleicht bekannteste Musikgruppe sind. Die Beatles haben auch selber TM praktiziert. Wie genau geht TM? In der Regel wiederholt man zwei Mal täglich für zwanzig Minuten ein geheimes Mantra. Oder zwanzig mal zwei Minuten „All you need is Love". Raten Sie mal wofür sich die Beatles entschieden haben.

Hilfsmittel

Die Yogi Grundausstattung

Egal, ob Sie Meditieren oder eine Asana ausführen wollen, Sie dürfen dafür Hilfsmittel benutzen (beim Iyengar Yoga müssen Sie das sogar). Hilfsmittel können eine Übung einerseits intensiver werden lassen. Andererseits verhindern sie, dass man auf der Intensiv-Station landet. Bei der Nutzung eines Nagelbetts kann man unter Umständen sogar beide Erfahrungen gleichzeitig machen.

Die klassischen Hilfsmittel

Sitzkissen

Damit man stabil und gerade sitzen kann, empfiehlt sich fürs Meditieren ein Sitzkissen zu benutzen. Dabei ist darauf zu achten, dass das Kissen nicht zu hoch ist. Woran Sie merken, dass es das ist? Wenn Sie beim Meditieren plötzlich Höhenangst bekommen!

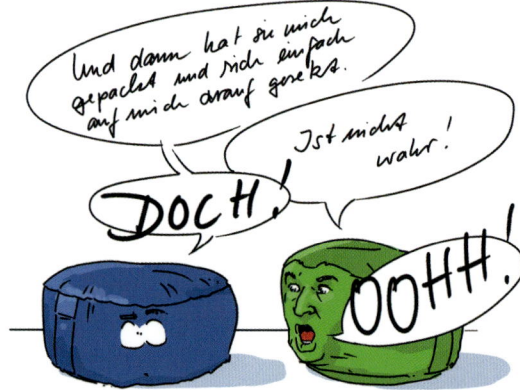

Matten

Häufiger noch als Sitzkissen nutzt der Yogi Matten. Das Yogen speziell auf Gummi-Matten hat jedoch drei Haken:

1. Gummi-Matten sind in der Regel aus Gummi.
2. Sie riechen auch danach.
3. Sie sind nicht immer „rutschfest".

Man kann z. B. im herabschauenden Hund mit Händen und Füßen auseinanderdriften. Das ist dann der Moment, in dem man der Yogalehrerin, die diese minderwertigen Matten besorgt hat, an die Gurgel möchte. Was eventuell gegen die „Rutschigkeit" hilft, ist, sie einfach mal in die Waschmaschine zu werfen. Die Matte, nicht die Yogalehrerin. Denn Manche sind nach einem Waschgang deutlich rutschfester und stinken auch nicht mehr so. Die Rede ist immer noch von der Matte.

Gurte

Auch Gurte können beim Yogen helfen. Besonders blutigen Anfängern. Gehen sie zu unachtsam mit den Gurten um, kann die Umschreibung „blutige Anfänger" eine zusätzliche Bedeutung erhalten. In so einem Fall wären Pflaster vor Ort von Nutzen.

Klötze

Mindestens genauso hilfreich wie Gurte sind Klötze. Denn immer wenn die nötige Reichweite fehlt, kann man die Arme und Beine mit einem Klotz prima „verlängern". Außerdem kann man sie auch im Alltag gebrauchen. Als Türstopper, Lego-Ersatz oder Symbol (Klotz am Bein). Völlig ungeeignet sind sie hingegen als Zahnersatz, Zäpfchen oder Intim-Piercing. Das aber nur am Rande.

3-Wochen-Anfängerprogramm für Fortgeschrittene

Entwickelt wurde das Programm von Prahlhansa Viagrananda, der wohl weltweit der berühmteste aller Yogis ist. Sein dreiwöchiges Programm ist das Resultat einer zwanzig Jahre andauernden Höhlen-Meditation, die er nur ein Mal unterbrach. Nämlich als er von Einsamkeit übermannt, mittels Skype seine Frau sehen wollte und feststellte, dass er nur Sky hatte.

ERSTE WOCHE

1. Hydrotherapie

In der ersten Woche seines sagenumwobenen Programms beginnt man den Tag mit einer kalten Dusche. Paramahansa zufolge startet man damit optimal in den Tag. Und zwar deshalb, weil das kalte Wasser die Kapillaren, die kleinen Blutgefäße öffnet und somit die Durchblutung des gesamten Körpers fördert. Hat man den Kälteschock überlebt, geht's dann weiter mit Surya Namaskar. Oder wie man sie hierzulande nennt:

2. Sonnengrüße

Bei Sonnengrüßen ist immer die Frage: Wie viele sind optimal? Prahlhansa ist da – im Gegensatz zu vielen sei-

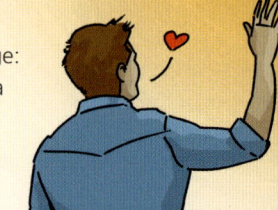

ner Kollegen – sehr präzise in seinen Vorgaben, denn er sagt klipp und klar und ohne groß um den heißen Brei herumzureden: zwischen drei und dreitausend! Entscheidet man sich für dreitausend, kann man die Endentspannung nachher weglassen.

3. Bogen

Der dritte Tagespunkt der ersten Woche ist der Bogen. Hierfür legen Sie sich auf den Bauch, greifen Ihre Füße und heben alles außer dem Bauch, vom Boden ab. Fortgeschrittene heben auch den Bauch. Knackt es während der Bogen-Haltung an irgendeiner Stelle, versuchen Sie in Zukunft lieber den Doppel-Bogen. Mit anderen Worten: Machen Sie einen Bogen um den Bogen und gehen Sie stattdessen lieber in den Baum.

4. Baum

Der Baum ist nämlich relativ leicht. Alles was Sie zu tun haben, ist auf einem Bein zu balancieren. Probieren Sie bei der Gelegenheit auch mal ein paar Baum-Varianten aus. Den Obstbaum, den Weihnachtsbaum und den Baumkuchen. Wie die aussehen, bleibt Ihnen überlassen. Hauptsache Sie gehen anschließend nach draußen in den Wald und fangen an mit einem Baum zu reden. Hält sich der Baum eher bedeckt oder möchte bloß über seinen letzten Mallorca-Urlaub sprechen, gehen Sie wieder zurück und legen Sie sich auf den Rücken.

Der Sonnengruß (Kurzform)

2

5. Shavasana

Machen Sie dann in Rückenlage eine fünfzehnminütige Entspannungsübung. Wenn Sie keine Zeit zum Entspannen haben, eine Fünfzehnstündige. Lernen Sie Prioritäten zu setzen. Anschließend legen Sie sich ins Bett. Damit enden Ihre Tage in der ersten Woche.

ZWEITE WOCHE

1. Hydrotherapie

In der zweiten Woche starten Ihre Tage dann wieder mit kaltem Wasser. Diesmal aber ohne damit zu duschen. Stattdessen schütten Sie es Ihrem Lebenspartner ins verschlafende Gesicht. Am besten mit einem gehässigen Lachen und den Worten: „OM Planschi OM". Oder mit „Nimm das, du Trottel!". Machen Sie die Worte von Ihrer aktuellen Gefühlslage, die Sie bezüglich Ihres Lebenspartners haben, abhängig. Dadurch erhält auch Ihre Beziehung wieder eine kleine Erfrischung. So oder so.

2. Katze-Kuh

Nach einem wahrscheinlich etwas lauteren (Streit)Gespräch mit Ihrem Lebenspartner, kommen Sie dann in den Vier-Füßler-Stand und verbannen Sie die soeben gewechselten Worte wieder aus Ihrem Gedächtnis. Vor allem die mit „F". Dann beginnen Sie mit der Katze-Kuh. Was vom Namen her klingt, wie ein Wunder der Gentechnik, ist schlicht und ergreifend eine schöne Wirbelsäulenübung. Führen Sie die Übung genau fünf Minuten und fünf Sekunden lang aus. Anschließend geht's weiter mit dem dritten Tagespunkt, dem Fisch.

3. Fisch

Zuerst einmal: Essen Sie einen. Roh. Dann haben Sie schon mal genügend Omega 3 Fettsäuren zu sich genommen. Als Nächstes nehmen Sie die Fisch-Haltung ein. Am besten in einer Fisch-Handlung. Werden Sie von einem Kunden gekauft, sollten Sie eine Karriere als Schauspieler in Betracht ziehen. Lässt man Sie bis Ladenschluss links liegen, gehen Sie nach Hause und machen den Frosch.

4. Frosch

Für den Frosch gehen Sie in die Hocke und fangen alle Insekten, die Ihnen über den Weg laufen. Mit bloßen Händen. Veganer mit der Zunge. Die Übung endet sobald Sie satt sind. Oder die Insekten anfangen sich über Sie lustig zu machen.

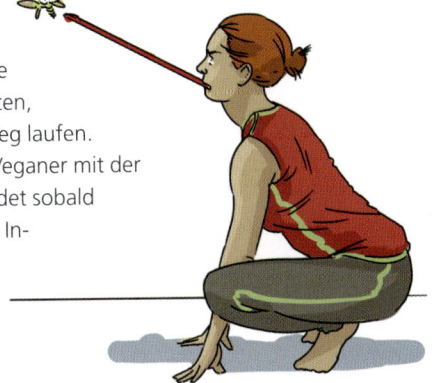

DRITTE WOCHE

1. Hydrotherapie

In der dritten und letzten Woche gibt es wieder eine kalte Dusche. Diesmal für die Nachbarn. Klingeln Sie in aller Herrgottsfrühe zu den Klängen von „Eine Muh, eine Mäh, eine Tätärätätä" an deren Haustür Sturm. Warten Sie geduldig bis jemand entnervt aufmacht und schütten Sie ihm mit den Worten „Heute hab ich leider kein Foto für dich!" einen Eimer kaltes Wasser ins Gesicht. Jeden Morgen. An sieben Tagen. Eine lebenslange Freundschaft wird in diesen Augenblicken geboren. Eventuell auch etwas völlig anderes Lebenslanges …

2. Taube

Die erste und einzige Asana des Tages ist die Tauben-Stellung. Bleiben Sie eine halbe Stunde in dieser Position. Ohne zu gurren. Anschließend fliegen Sie aus dem Fenster und machen auf das nächstbeste Denkmal. Finden Sie keins, machen Sie auf einen Passanten. Egal welchen. Hauptsache, er trägt keine Mütze. Dann zurückfliegen und einen Meditationssitz einnehmen.

3. Drei-Frage-Meditation

Beginnen Sie mit der Drei-Frage-Meditation: Wer bin ich? Warum bin ich? Und wieso stinkt das hier so? Nehmen Sie sich für diese Meditation mindestens fünf Stunden Zeit. Erst danach wird der Abfall rausgebracht.

ZUSAMMENFASSUNG

Nach Beenden des Programms werden Sie ein völlig neues Verhältnis zu sich selbst haben. Genau wie zu Ihrem Lebenspartner. Und Ihren Nachbarn. Zwei weitere lebensverändernde Programme von Prahlhansa Viagrananda sind das zehnwöchige „Teacher Training für Yoga Unerfahrene" und der Halbjahreskurs „Wie man erleuchtet wird - ohne allzu viel Strom zu verbrauchen". In beiden Trainings geht es um die yogische Philosophie. Im nächsten Kapitel auch.

3
DAS SOLL MAN GLAUBEN?

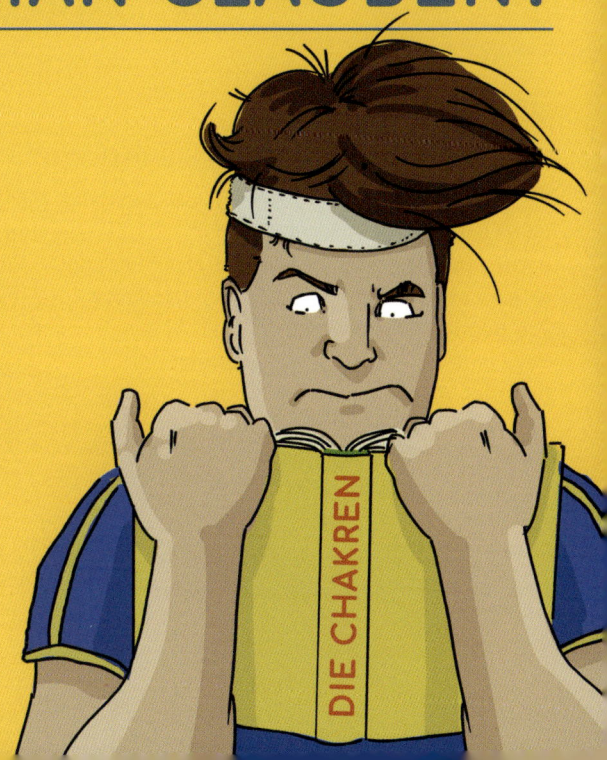

Die Yoga-Philosophie

Beim Yoga geht es selbstverständlich nicht nur darum, wie lange man auf einem Bein stehen kann. Es geht auch darum, wie lange man das auf dem anderen kann. Außerdem geht es um geistige, energetische und spirituelle Aspekte. Die wichtigsten yogischen Begriffe und Schriften werden in diesem Kapitel vorgestellt. Die Unwichtigsten auch. Dadurch erhalten Sie ein umfassendes Gesamtbild. Wir starten mit den Sutren.

Yoga Sutren – über acht Stufen musst du geh'n

Ein Herr namens Patanjali hat sich die insgesamt 195 Leitsätze (Sutra = Leitsatz), in denen Yoga ausführlich erklärt wird, ausgedacht. Kritiker behaupten: Fünf Leitsätze mehr und er wäre ein ganz Großer geworden. Die Sutren von Herrn Patanjali werden auch als Ashtanga Yoga bezeichnet. Sinngemäß übersetzt bedeutet Ashtanga „achtgliedriger Pfad". Was ebenso der Titel eines künstlerisch anspruchsvollen Erotikfilms sein könnte, ist in Wahrheit eine Art Anleitung zur Erleuchtung in acht verschiedenen Stufen.

Die acht Stufen des Ashtanga Yoga

1. Stufe: Yama

Bei der ersten Stufe geht es um den Umgang mit sich selbst. Und darum sich und seine unmittelbare Umgebung nicht zu verunreinigen. Patanjali nennt das Shauca, was so viel wie „Reinheit" bedeutet. Shauca ist einer der Hauptgründe, warum viele Männer nichts mit Yoga anfangen können.

2. Stufe: Niyama

Die zweite Stufe behandelt den Umgang mit Anderen. Hier wird vor allem auf Gewaltlosigkeit (Ahimsa) hingewiesen und darauf, dass es nicht nett ist, andere Menschen zu bewerfen. Egal ob mit Tomaten, Knallfröschen oder Medizinbällen. Banknoten waren in Ordnung.

3. Stufe: Asanas

Die dritte und wohl bekannteste Stufe sind die Asanas. Womit die vielen klassischen Körperhaltungen gemeint sind, die man, objektiv betrachtet, auch völlig zurecht als „total bekloppte Verrenkungen" bezeichnen könnte. Mit Betonung auf „könnte", denn der Begriff „Asanas" hat sich letzten Endes durchgesetzt.

4. Stufe: Pranayama

Pranayama, die vierte Stufe, ist gut mit „Atemführung" zu übersetzen. Wer keinen Atem mehr führt, ist tot. Das macht deutlich wie wichtig diese Stufe ist.

5. Stufe: Pratyahara

Pratyahara bezeichnet das „Zurückziehen der Sinne". Hierbei schenkt der Geist äußeren Reizen keine Beachtung mehr und bleibt konsequent auf das Innere fokussiert. Hat man Pech, ist „das Innere" ein altes Magenleiden.

6. Stufe: Dharana

Dharana, die sechste Stufe, steht dafür mit der Aufmerksamkeit bei einer einzigen Sache zu bleiben. Was heutzutage wohl jeder, der ein Handy besitzt spielend auf die Reihe bekommt.

7. Stufe: Dhyana

Bei Dhyana geht es ums Meditieren. Dabei lernt man besser auf die eigene innere Stimme zu hören. Meist rät sie einem dazu mehr Gemüse zu essen und (in manchen Fällen) weniger junges Gemüse zu daten.

8. Stufe: Samadhi

Mit Samadhi ist die Erleuchtung gemeint. Also das Einswerden mit sich und der Welt. Einigen gelingt das nie oder erst nach fünfzig Jahren Yoga und Meditationspraxis. Anderen schon beim Angeln. Kommt man weder mit Angeln noch mit Meditieren weiter, wäre das wohl der perfekte Zeitpunkt, um sich mit den Energiezentren eines Menschen zu befassen oder wie die Yogis sie nennen: Chakren.

Chakren

Was genau sind Chakren? Das Wort Chakra bedeutet „Rad". Fragt Sie ein Yogi nach einem Ersatz-Chakra und zeigt dabei auf sein Auto, wissen Sie nun was der Scherzkeks will. In Wahrheit handelt es sich bei diesen „Rädern" aber um – für das menschliche Auge unsichtbare – kreisende Energiewirbel, die sich in und teilweise auch außerhalb des menschlichen Körpers befinden. Interessant ist, dass man mit bestimmten Yogaübungen diese Energiezentren stimulieren und damit am Verhalten eines Menschen arbeiten kann. An welchem Chakra würden Sie arbeiten?

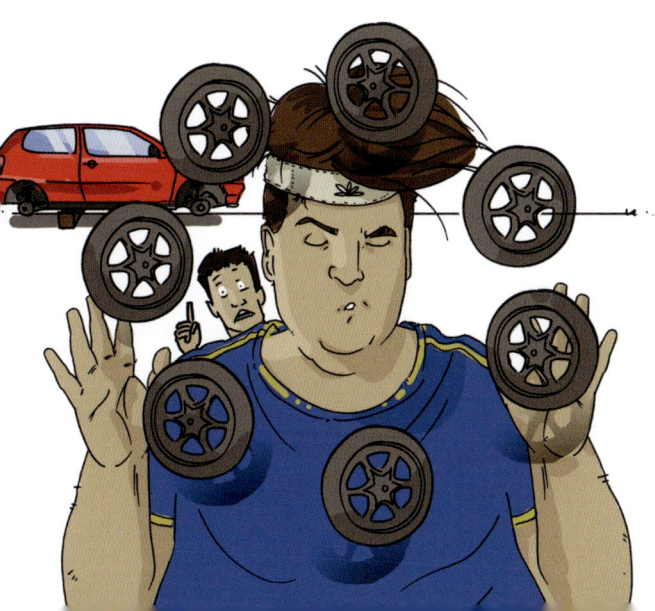

Die sieben Haupt-Chakren

1. Wurzel-Chakra

Das Wurzel-Chakra steht unmittelbar mit dem Überlebenstrieb in Verbindung. Wenn Sie also ein Lemming in Menschengestalt sind, sollten Sie dieses Energiezentrum stärken – und zwar schnell!

2. Sakral-Chakra

Das Sakral-Chakra steht für Kreativität und Sexualität. Fehlt Ihnen bei Letzterem Ersteres, machen Sie Übungen für Ihr zweites Energiezentrum.

3. Nabel-Chakra

Beim Nabel-Chakra geht es um den Umgang mit Macht und das eigene Durchsetzungsvermögen. Falls Sie von Ihrem Chef und Ihren Kollegen nur gemobbt und drangsaliert werden, arbeiten Sie unbedingt an diesem Chakra. Oder in einer anderen Firma.

4. Herz-Chakra

Beim Herz-Chakra geht es um Liebe und Mitgefühl. Wenn Sie von Beruf ein gefühlskalter Henker sind, deutet das auf ein schwaches viertes Chakra hin. Arbeiten Sie an diesem Chakra und werden Sie ein gefühlvoller Henker.

5. Kehl-Chakra

Im Kehl-Chakra residiert die Fähigkeit die Wahrheit zu sagen. Die Wahrheit und nichts als die Wahrheit. Deshalb wird vor wichtigen Steuerprüfungen dringend ab … äh … angeraten dieses Chakra zu stärken.

6. Stirn-Chakra

Die Themen des Stirn-Chakras sind: die eigene Intuition und die Fähigkeit zur Hellsichtigkeit zu verbessern. Damit ist es DAS Chakra für Wahrsager, Lottospieler und Menschen, die hauptberuflich in irgendeiner Form mit der Wettervorhersage zu tun haben.

7. Kronen-Chakra

Das Kronen-Chakra steht für die Verbindung zum Universum. Stimulieren Sie dieses Energiezentrum, bevor Sie in einen Star Trek-Film gehen. Und immer bevor Sie zum Mond fliegen.

Weitere wichtige Yoga-Begriffe

Atman

Was ein wenig klingt wie ein neuer Superheld („Ist es Superman? Ist es Batman? Nein, es ist … Atman!"), ist in Wirklichkeit eine Bezeichnung für die Grundessenz des Menschen, die Seele. Mit Seele ist der Teil von uns gemeint, der unsterblich ist, der immer schon war, und immer sein wird. So gesehen ist Atman also doch eine Art Superheld!

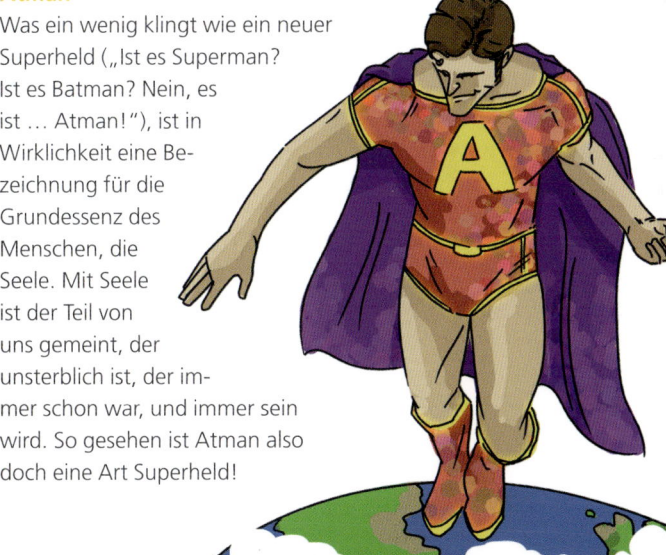

Koshas

Was der Seele eine Form gibt, sind die
Koshas. Zu deutsch: „Körperhüllen". Es
gibt derer fünf:

1. Die Nahrungshülle
   (Annamaya Kosha)

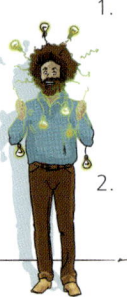

2. Die Energiehülle
   (Pranamaya Kosha)

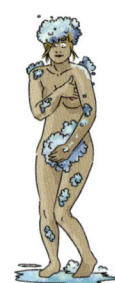

3. Die Wonnehülle
   (Anandamaya Kosha)

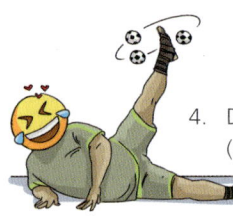

4. Die Emotionalhülle
   (Manomaya Kosha)

5. Die Geisthülle
   (Vijnanamaya Kosha)

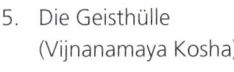

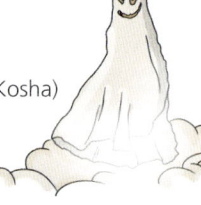

Hier im „zivilisierten Westen" gibt es unglücklicherweise noch eine weitere Hülle:

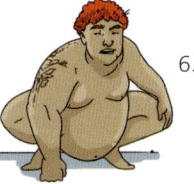

6. Die Fetthülle
   (Kalorieomanno Kosha).

Prana

Was die Körperhüllen durchströmt ist Prana, die Lebenskraft. Ist der Prana Haushalt erschöpft, ist der Mensch es auch. Die gute Nachricht: Man kann den Prana-Haushalt jederzeit über die Atmung und die Ernährung wieder auffüllen. Was die Ernährung anbelangt, so findet man mehr Prana in frischer, vollwertiger Nahrung als in irgendwelchem alten, schimmeligen Mist. So gut der auch schmecken mag. Transportiert wird das Prana über besondere Energieleitbahnen, die sogenannten Nadi.

Nadis

Nadi bedeutet „Kanal". Wenn ein Yogi zu Ihnen sagt, er habe „den Nadi voll", wissen Sie jetzt Bescheid. Es gibt 72.000 Nadis. Der wichtigste ist der Sushumna Nadi.
Dabei handelt es sich um den mittleren Energiekanal der Wirbelsäule. Bei kontinuierlicher Yoga Praxis steigt durch diesen Kanal Etwas empor, das ein bisschen nach einer italienischen Nudelsorte klingt und auch so aussieht: Die Kundalini.

Die Kundalini

Sie wird als eine schlafende Kraft an der Basis der Wirbelsäule beschrieben. Weil sie spiralförmig aufgerollt ist, wird manchmal auch der Begriff „Kundalini Schlange" verwendet. Eher selten „Kundalini Brezel". Schon gar nicht in der Fastenzeit. Ist die Kundalini durch den Sushumna Nadi empor gestiegen, kommt es zur Erleuchtung. Oder wie die Yogis sagen würden: Zum Samadhi.

Samadhi

Samadhi wird in den alten Schriften als Zustand der vollkommenen Glückseligkeit gepriesen. Eine Glückseligkeit, die ganz ohne die Einnahme von Spaghetti-Eis auskommt. Die großen Yoga-Meister behaupten, dass es jederzeit möglich ist, diesen ekstatischen Zustand zu erreichen. Meistens ist es jedoch eher ein Prozess, der sich über mehrere Playstation-Generationen hinzieht. Ungeduldigen bleibt nichts anderes übrig, als weiter ins Eiscafe zu gehen.

Dharma

Um Samadhi, dem erklärten Ziel des Yoga, näher zu kommen, tut man gut daran, sich neben den Yoga und Meditationsübungen, ganz auf sein Dharma, seine „Pflicht", auszurichten. Gemeint ist leider nicht die eheliche Pflicht. Sondern eine Lebensweise, die der persönlichen und universellen Bestimmung entspricht. Das könnte beispielsweise ein uneigennütziges Leben zum Wohle aller Mitmenschen sein. Oder ein Leben als Politiker.

4

Möge das OM mit mir sein!

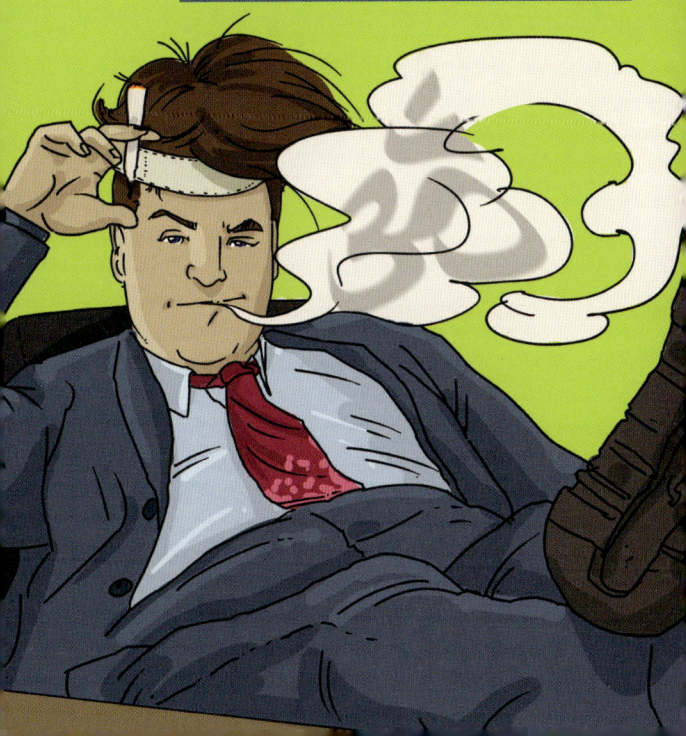

Yoga im Alltag

Um yogische Philosophien und Prinzipien zu wissen, ist das eine. Sie in den Alltag zu integrieren das andere. Unabhängig davon, ob Sie überhaupt versuchen, Yoga in Ihren Alltag zu integrieren, werden bei Ihnen gewisse Verhaltensmuster allerdings ganz automatisch zum Vorschein kommen. Ob Sie wollen oder nicht. So werden Sie beispielsweise in zunehmendem Maße Ihren Atem bewusster wahrnehmen. Beim Autofahren, beim Fensterputzen, beim Einkaufen und immer öfter auch – wie genial ist das denn – in der Yoga Stunde. Ihr Denken verändert sich ebenfalls. Teilweise auch zum Positiven.

Positives Denken

Ein Yoga Praktizierender ahnt nämlich, dass sich negative Gedanken auch negativ auf sein Leben auswirken können. Deshalb versucht er so oft es geht, positive zu hegen. Gedanken wie:
„Das Leben ist schön." , *„Das Glas ist halbvoll."* und *„Den Joghurt kann man noch essen, das Hellblaue sind bestimmt bloß Fruchtstückchen."*
Das soll aber nicht darüber hinwegtäuschen, dass es ganz schön schwer ist, eine positive Denkweise zur Gewohnheit werden zu lassen. Eine gute Trainings-Methode um es schneller zu verinnerlichen, könnte darin bestehen, immer wenn ein negativer Gedanke auftaucht, zwanzig Liegestütze zu machen. Falls Sie jetzt zu sich selbst sagen sollten: „Was für eine bescheuerte Idee!", können Sie sofort runter auf den Boden gehen …

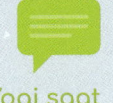

Yogi sagt		Yogi meint
Namaste!	❯	Grüß Gott!
Da muss ich erstmal drüber meditieren.	❯	Da muss ich erstmal mit meiner Frau drüber sprechen.
Morgenstund hat Blei im Hund.	❯	Ich mach lieber abends Yoga.
Alles ist eins.	❯	Mathematik ist nicht so mein Ding.
Das Leben ist nur eine Illusion.	❯	Also wozu Steuern zahlen?
Ich bin im Fluss mit mir selbst.	❯	Schwimmen ist meine große Leidenschaft.

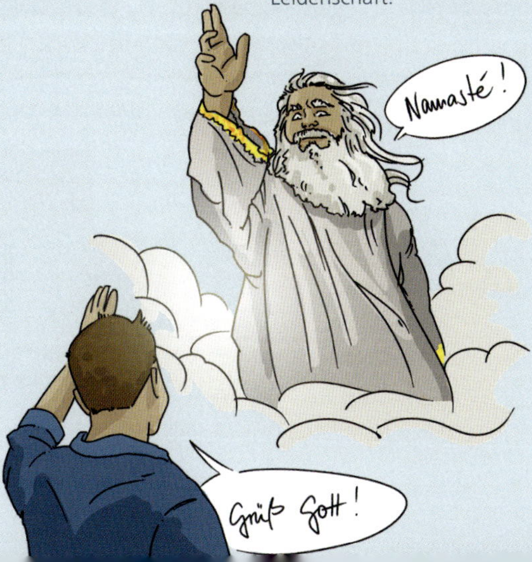

Namasté!

Grüß Gott!

Ernährung

Auch in Ihre Ernährungsgewohnheiten mischt sich der yogische „way of life" munter ein. Viele Yoga Traditionen empfehlen nämlich nachdrücklich auf tierische Produkte zu verzichten und kein Fleisch, keine Eier und – wenn überhaupt – nur wenige Milchprodukte zu sich zu nehmen. Warum wird recht einleuchtend erklärt:

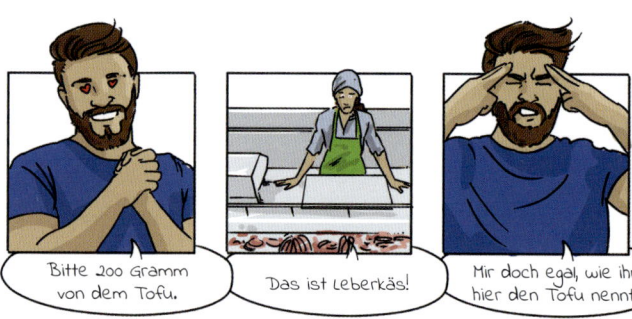

Bitte 200 Gramm von dem Tofu.

Das ist Leberkäs!

Mir doch egal, wie ihr hier den Tofu nennt!

Fleisch

Auf Fleisch sollte man verzichten, weil es, aus yogischer Sicht, höchst unmoralisch ist, ein Lebewesen in viele kleine Stücke zu zerschneiden, dann mit den Zähnen endlos darauf rum zu kauen, es mit Magensäure zu vermengen und schließlich durch die Betätigung der Klospülung in die Kanalisation zu entsorgen. Geschweige denn es zu essen.

Hände weg von Schweinchen Konny!

Eier

Auf Eier zu verzichten hat hingegen einen anderen Grund. Nämlich den, dass man mit dem Verzehr eines Eis angeblich die Menstruation eines Huhns konsumiert. Was einfach grundsätzlich keine schöne Vorstellung ist. Auch nicht für das Huhn.

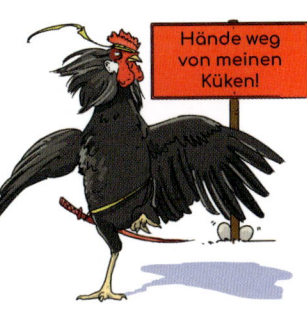

Milch

Was den Verzehr von Milchprodukten angeht, da scheiden sich extrem die Geister: „Wie kann man nur die Stillmilch einer Kuhmutter trinken?!", empören sich die einen. „Die Milch enthält für uns notwendiges Kalzium!", entgegnen die anderen. „Kalzium ist genug in Kinderschokolade!", sagt die Fernsehwerbung. Es ist verwirrend.

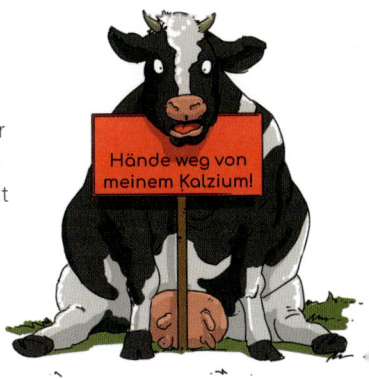

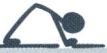

ZUSAMMENFASSUNG

Essen Sie doch was Sie wollen! Bitte nur nicht ein Dutzend Käse-Schinken-Omelettes pro Tag.

Sex

Zum Alltag gehört auch Sex. Bei anderen zumindest. Wie sehr eine regelmäßige Yoga Praxis das Geschlechtsleben beeinflusst, hat einst der Musiker und Yoga-Fan Sting auf den Punkt gebracht. In einem Interview hat er zu verstehen gegeben, dass der Sex durch Yoga deutlich besser wird. Allerdings gibt es für diese These keinen wissenschaftlichen Beweis. Nur Stings Wort. Da stellt sich nun die Frage: Was ist das Wort eines Rockstars wert, der nebenberuflich bei der Polizei ist?

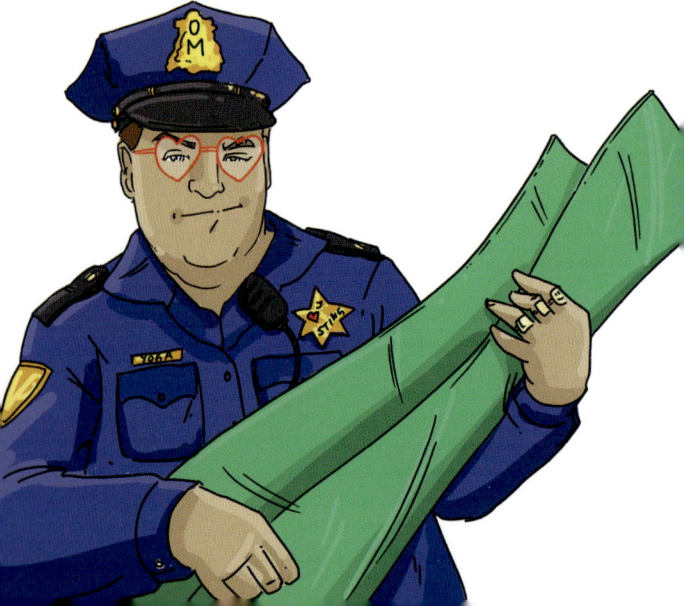

Gemeinsamkeiten

Fest steht, dass Yoga und Sex eine Menge Gemeinsamkeiten haben: Beides kann man praktisch überall machen. Bei Beidem kommt es zu interessanten Verrenkungen. Und bei Beidem verändert sich die Atmung. Manchmal auch bei denen, die nur zugucken.

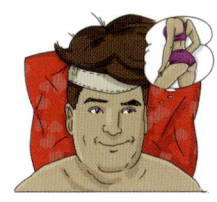

Zielsetzung

Laut dem Weisen Patanjali ist es das erklärte Ziel des Yoga, die Gedanken zur Ruhe zu bringen. Demgegenüber steht beim Sex der Orgasmus bei dem Tausende von Gehirnzellen hops gehen können. Verstehen Sie den Zusammenhang? Falls ja, kann Ihr Sexualleben wohl eine kleine Auffrischung vertragen!

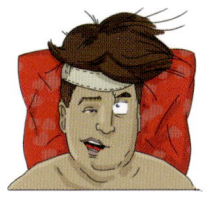

Entspannungsphase

Eine weitere Gemeinsamkeit findet sich im Abschluss des Ganzen. Soll heißen: Sowohl nach der Sex als auch nach der Yoga Praxis, folgt immer eine Entspannungsphase. Nur, dass bei der yogischen Entspannungsphase deutlich weniger geraucht wird. Und gekuschelt. Was schade ist. Zumindest was das Kuscheln anbelangt.

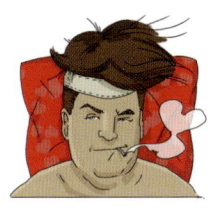

Ayurveda

Mit dem Einzug des Yoga hat sich auch die indische Heilkunst Ayurveda in unseren Gefilden und damit in unserem Alltag ausgebreitet. Ayurveda, die „Wissenschaft vom Leben", gibt es seit etwa 5000 Jahren. Also deutlich länger als die „Apotheken-Umschau". Im Ayurveda geht man davon aus, dass zahlreiche Krankheiten nur ein Ungleichgewicht darstellen, das es auszugleichen gilt. Mittlerweile gibt es einen regelrechten Ayurveda-Boom, der vor allem für ein Ungleichgewicht in zahlreichen Portemonnaies sorgt.

Die Doshas

Um einen unausgeglichenen Menschen ins Gleichgewicht zu bringen, bestimmt man zuerst seinen Konstitutionstyp, sein sogenanntes Dosha. Es gibt drei verschiedene: Vata, Pitta und Kapha. Der Kapha Typ ist eher gemütlich, kommt etwas schwer in die Gänge, neigt zu gelegentlichen Fressattacken und ist trotzdem nicht zu verwechseln mit dem Kiffer Typ vom Dachgeschoß.

Alles typgerecht

Jeder hat jedes Dosha mit unterschiedlichen Anteilen in sich vereint. Ausbalanciert wird es mit typgerechten Ölen, typgerechten Yoga Übungen und typgerechten Ayurveda Ärzten. Denken Sie gerade „Ayurveda-Ärzte sind doch keine echten Ärzte" haben Sie vor allem eins zu tun: Hundert Liegestütze.

Ayurveda Arzt sagt	Ayurveda Arzt meint
Hallo, ich bin ein Ayurveda Arzt!	Hallo, ich habe Unmengen an Öl!
Unsere Reinigungs-Therapie geht sehr tief.	Wir machen auch Einläufe.
Ich schlage vor, dass Sie jetzt zur Unterstützung der Entgiftung und Selbstreinigung die Elimination vorantreiben.	Bitte kotzen.
Die Ernährung spielt beim Ayurveda eine zentrale Rolle.	Bitte kaufen Sie auch meine Kochbücher.
Sie müssen Ihre Essgewohnheiten ein klein wenig ändern.	Ab sofort essen Sie morgens, mittags und abends nur Baumrinde mit Kurkuma …
… und Butter.	… und Ghee.

Yoga in den Medien

Guckst du Yoga?

Auch im Fernsehen und im Kino ist Yoga sehr präsent. Quasi OM-nipräsent. Beobachten Sie das ruhig mal: In zahlreichen Hollywood-Filmen kommt fast immer einer der Darsteller in irgendeiner Szene gerade von seiner Yoga-Matte. Meist um in der nächsten Szene einen Heiratsantrag zu bekommen. Oder die Scheidungspapiere. Hier die TOP TEN der bekanntesten Filme in denen Yoga eine entscheidende Rolle spielt. Welcher ist Ihr Favorit?

TOP TEN der beliebtesten Yoga-Filme:

1. James Bond jagt Dr. OM

2. Der Teufel trägt Prana

3. Asana – Aufbruch nach Pratyahara

4. Die Rückkehr der Yogi-Ritter

5. Ein Fisch namens Bandha

6. Harry Potter und der Feueratem

7. Die Katze-Kuh auf dem heißen Blechdach

8. Brahman begins

9. Unheimliche Begegnung der dritten Augen

10. Der bewegliche Mann

Das Internet ist ebenfalls voll mit Yoga. Allein auf Youtube gibt es eine Trilliarde Yoga Videos. Ein größeres Angebot erhält man nur zum Thema Erotik. Und Katzen. Was die Schlussfolgerung nahe legt, dass erotische Katzen-Yoga-Videos wohl eine überwältigende Fan-Gemeinde hätte.

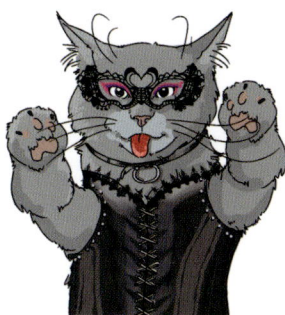

Liest du Yoga?

Darüber hinaus gibt es in jeder gut sortierten Buchhandlung mittlerweile eine Yoga Ecke. Sie erkennt man immer schon von Weitem. Es ist die, wo ausschließlich verwirrte gollumartige Existenzen rumlungern. Trotzdem kann man dort bedenkenlos hingehen. Man fällt ja nicht auf.

Yoga Zeitschriften

In so einer Yoga Ecke sollte man unbedingt mal einen Blick in eine der vielen Yoga Zeitschriften werfen. Denn diese Hefte bringen einen immer auf den neuesten Stand. Sie beantworten Fragen wie: Welcher Yoga-Stil ist gerade besonders „in"? Welche Yoga-lehrerin ist gerade besonders „hip"? Und welcher Yoga-Meister ging gerade „hops"? Obendrein sind die Hefte stets voll mit interessanten Interviews und Fotos von hübschen Frauen in den verschiedensten Stellungen. Ein Konzept das bereits dem Playboy zu Weltruhm verhalf.

Yoga Bücher

Auch in Yoga Bücher lohnt es sich mal rein zu blättern. Man muss allerdings ein bisschen Zeit mitbringen. Denn Yoga Bücher gibt es wie Sand am Meer. Viele haben sogar „Sand am Meer" auf dem Cover!

3 Bücher, die leider nie geschrieben wurden:

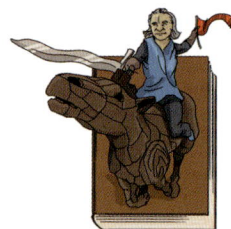

Licht auf Troja.
Griechische Geschichte aus der Sicht von BKS Iyengar.

Die Yoga Stuten.
195 Leitsätze für yogende Pferde

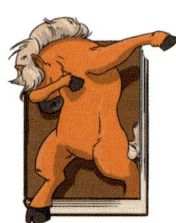

Bhagavad Rita.
Die Lehre einer faszinierenden Frau

Dem soll man vertrauen?

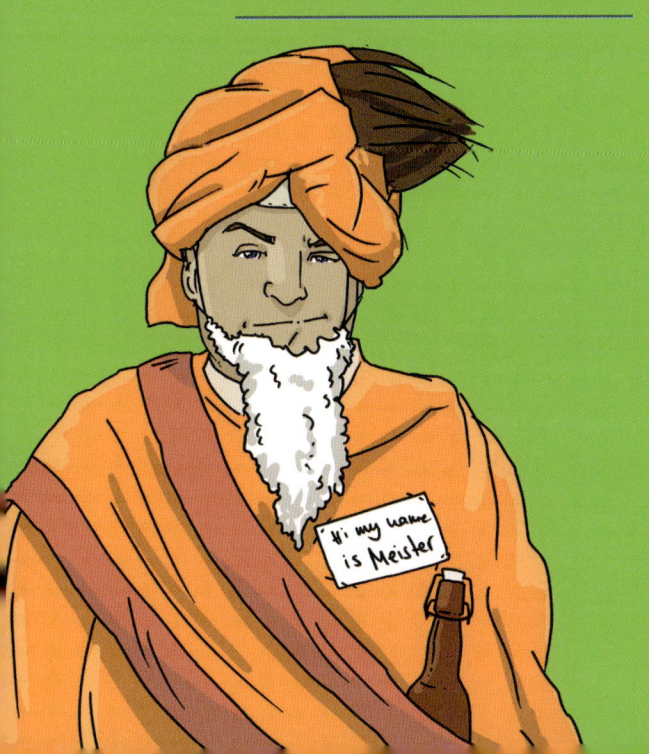

Hi my name is Meister

Große Meister, falsche Meister, Vizemeister

Es gibt Optikermeister, Schachmeister, Meister der Herzen und es gibt Yoga-Meister. Das Tolle an einem Yoga-Meister ist: Er kann in einfachen aber weisen Worten erklären, wie man sein Leben wieder in den Griff bekommt.

Meister – Phrasen und deren tiefere Bedeutung

Alles was ein Meister sagt, hat meist eine tiefere Bedeutung. Ein Satz, wie „Es ist jetzt genau 12 Uhr." kann von einem Meister ausgesprochen vieles bedeuten. Unter gewissen (aber zugegeben: seltenen) Umständen sogar, dass es jetzt genau 12 Uhr ist. Es gibt sechs klassische Meister-Phrasen:

Meister Phrase 1: „Wie geht es Ihnen?"

Dies ist offensichtlich eine rhetorische Frage. Denn selbstverständlich weiß der Meister längst wie es Ihnen geht. Warum er dennoch nach Ihrem Wohlbefinden fragt? Weil er mit Ihnen ins Gespräch kommen will. Das amüsiert ihn und er zieht daraus gewisse Erkenntnisse: Über Ihren gegenwärtigen Geisteszustand, Ihren grundsätzlichen Charakter und eventuelle Grammatikschwächen.

Meister-Phrase 2: „Was möchten Sie mich fragen?"

Natürlich erahnt er auch das bereits. Dennoch will er Ihnen die Gelegenheit bieten, die eigene Frage einmal laut auszusprechen. Manchmal hört man erst dann, wie doof sie ist.

Meister-Phrase 3: „Interessant!"

Nachdem man sein Anliegen laut ausgesprochen hat, bezeichnet es der Meister als interessant. Obwohl ihm genau dieses Anliegen schon hundert Mal zugetragen wurde. Allein heute Vormittag. Sein „interessant" dient ihm jedoch als Vorbereitung für eine Gegenfrage:

Meister-Phrase 4: „Wie würden Sie denn diese Frage beantworten?"

Mit dieser Gegenfrage signalisiert er seinem Schüler drei Dinge:

- ☐ Du kannst dieses Problem alleine lösen.

- ☐ Du kannst in Zukunft jedes Problem alleine lösen.

- ☐ Ich bin heute ein bisschen mundfaul.

Meister-Phrase 5: „Nichts zu danken!"

Und nachdem man sich im Grunde die Frage selbst beantwortet hat, macht der Meister einen darauf aufmerksam, wem der Dank gebührt: einem selbst. Wenn man will, kann man nun sich selbst zu Ehren eine (kleine) Rede halten.

Meister-Phrase 6: „Das macht dann dreihundert Euro."

Nichtsdestotrotz lässt der Meister einen nun wissen, wie wertvoll seine Zeit ist und dass in Wahrheit auch ihm ein wenig Dank gebührt. Der Satz „Das macht dann dreihundert Euro." ist also genauso gemeint, wie er gesagt wurde.

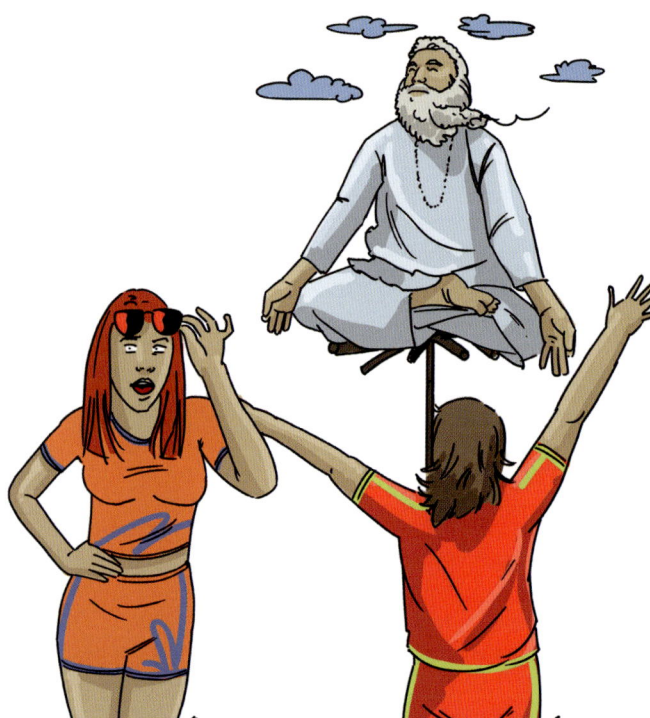

„wer ist hier wohl der ober-Guru?"

Dinge, die erleuchtete Meister selten sagen:

- „Ich bin ein erleuchteter Meister."
- „Die Menschheit geht mir sowas von am Arsch vorbei."
- „Ja, ich möchte mich für das Schnitzel-Wettessen anmelden."
- „Wenn wir alle gleichzeitig zuschlagen, können wir mehr Zerstörung anrichten."
- „Komasaufen! Heute Abend bei mir!"

Dinge, die man selten über erleuchtete Meister sagt:

- „Das viele Meditieren hat ihn völlig abgestumpft."
- „Seine Augen strahlen das gewisse Nichts aus."
- „Er hat mich berührt. Wo kann ich mich schnell waschen?"
- „Sein Herz-Chakra scheint total blockiert zu sein."
- „Wow, der Typ kann gleichzeitig rülpsen und furzen."

Falsche Gurus

Traurig, aber wahr: Auch in der Yoga Welt gibt es Scharlatane. Doch woran kann man erkennen ob der eigene Guru ein echter oder ein falscher Fuffziger ist? Prinzipiell daran: Ein echter Guru will für Sie nur das Beste, ein Falscher will nur Ihr Bestes: Ihr Geld, Ihre Frau, Ihr iPhone …

Meister sagt	**Meister meint**
Ich bin noch nie vom Himmel gefallen.	Ich habe Höhenangst.
Ich habe die Nase gestrichen voll.	Ich habe einen tierischen Schnupfen.
Heute lass ich mich volllaufen!	Einen Yogi-Tee mit viiiel Milch, bitte.
Hm.	Wer bin ich? Woher komme ich? Und wo ist hier der Notausgang?
Ich bin dann mal meditieren.	Bis in zehn Jahren!
Vielleicht.	Ja.
Vielleicht.	Nein.
Jein.	Nächste Frage!

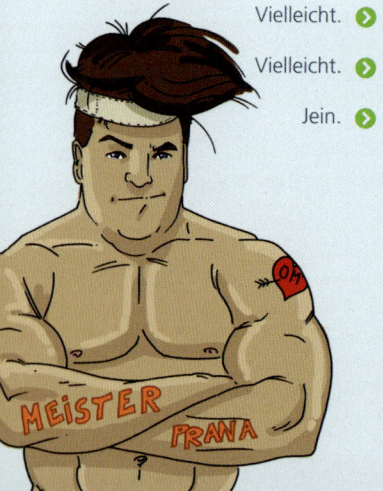

Falscher Guru sagt

Falscher Guru meint

Hallo, ich bin dein neuer Guru! ❯ Hallo, ich versaue dir
dein ganzes Leben.

Ich habe außergewöhnliche ❯ Ich kann machen,
Fähigkeiten. dass Luft stinkt.

Ich weiß über alles Bescheid. ❯ Ich hab Internet.

Du musst dich von allen ❯ Fortan kümmere ich mich
weltlichen Dingen befreien. um dein ganzes Zeugs.

Und du musst alles ❯ Und um deine Frau kümmere
Körperliche loslassen. ich mich auch.

Du solltest mindestens achtzehn ❯ Damit ich genug Zeit für dein
Stunden täglich meditieren. Zeugs und deine Frau hab.

Ich werde jeden Tag ❯ Und zwar immer wenn ich von
an dich denken. deinem Konto Geld abhebe!

Mach's gut … ❯ … du Opfer!

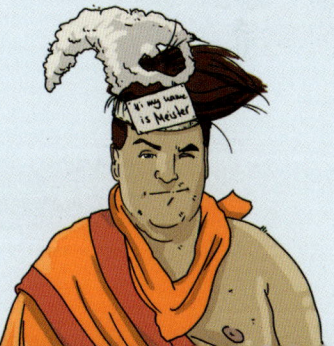

Vier Kennzeichen, an denen man einen echten Guru erkennt:

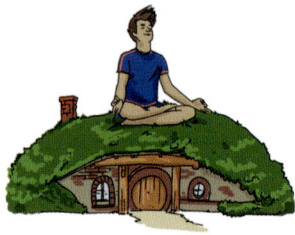

In seinem Pass steht als Hauptwohnsitz: Auenland.

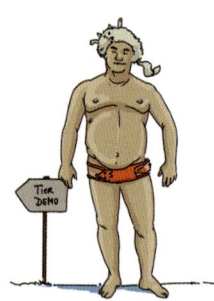

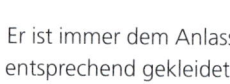
Er ist immer dem Anlass entsprechend gekleidet.

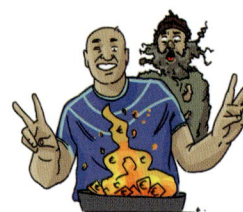

Er interessiert sich nicht für Geld.

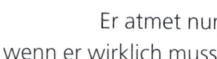
Er atmet nur, wenn er wirklich muss.

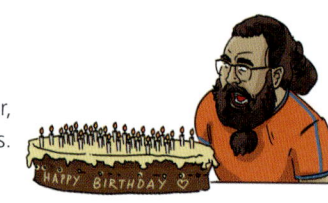

Yogische „Titel": Swami, Sri oder Siri

Für Leute, die Yoga machen, gibt es verschiedene Anreden. Die Meisten spricht man mit „Gabi" oder „Maike" an. Manche aber auch mit „Swami" oder „Meister". In nicht wenigen Fällen ist das ironisch gemeint. Dabei haben diese Anreden einen ernstgemeinten Hintergrund.

Swami

Ein Swami ist beispielsweise ein Mönch, der sich mit religiösen und philosophischen Themen auseinandersetzt. Zusätzlich auch manchmal mit dem Thema Yoga. Mit der Anrede „Swami" bringt man diesem Mönch gegenüber seinen Respekt zum Ausdruck. Mit der Anrede „Blödi" das Gegenteil.

Guru

„Guru" wiederum ist die Anrede für einen Gelehrten, der Licht (Ru) ins Dunkel (Gu) bringen möchte. In Indien redet man grundsätzlich Lehrer mit „Guru" an. Redet man hier im Westen einen Lehrer mit „Guru" an, hat das einen komischen Beigeschmack.

Yogi

Als „Yogi" bezeichnet man Jemanden, der Yoga vollständig in sein Leben integriert hat. Das spiegelt sich dann auch in seinem Namen wieder. Wie bei Yogi Bhajan, Maharishi Mahesh Yogi und Yogi Bär.

Yogini

„Yogini" hingegen steht für einen weiblichen Yogi. „Houdini" für einen männlichen Entfesselungskünstler. Bitte nicht verwechseln.

Sri

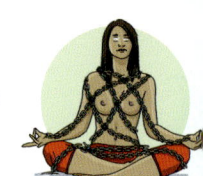

Die Anrede „Sri" bedeutet „Herr". Sprechen Sie mit einem Mann und wollen höflich sein, sagen Sie „Sri". Sprechen Sie mit einem Reisebüro und wollen in Urlaub fahren, sagen Sie „Sri Lanka".

Meister

Wird man mit „Meister" angesprochen, zeugt das von allergrößter Hochachtung vor den Leistungen des Angesprochenen. Wird man ständig mit „Vizemeister" angesprochen, sollte man den Verein wechseln.

Ich bin dann mal Yogalehrer

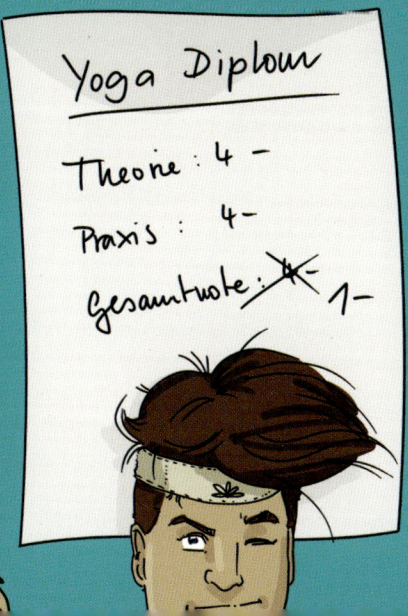

Ausbildung und Yogalehrerwerdung

Da Meister nicht vom Himmel fallen, ist der Bedarf an Nachwuchs groß. Aber wie wird man zum Meister? Ein weiser Yogi hat einmal gesagt: „Wenn du etwas meistern willst, unterrichte es!" Damit ist der erste Schritt klar definiert: Machen Sie eine Ausbildung zum Yogalehrer! Dort lernen Sie dann die Dinge, die es braucht, um ein gelenkiger und weiser Yoga-Meister zu werden. Unter Umständen auch, dass es gar keine Gelenkigkeit braucht, um weise zu sein.

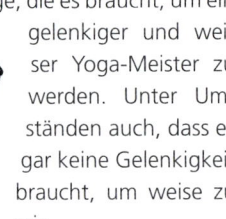

Die Ausbildung

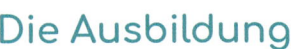

Bei der Auswahl der Ausbildung ist mit Bedacht vorzugehen. Es gibt sowohl 4tägige als auch 4jährige Ausbildungen. Einschätzungen von Experten zufolge, lernt man in der 4jährigen etwas mehr. Zum Beispiel möglichst viel „Yoga Sprache" in den Unterricht mit einfließen zu lassen und anstatt „Hallöchen Popöchen" Namasté zu sagen. Noch wichtiger wäre aber anstatt „Kuhgesicht" Gomukhasana zu sagen. Oder wenigstens Claudia. Bei Fragen wenden Sie sich an Ihren Ausbilder.

Ausbilder sagt	Ausbilder meint
Hallo, ich bilde Yogalehrer aus.	Hallo, ich profitiere vom Yoga-Boom wie kein anderer.
Ein Yogalehrer-Diplom kann Euch mal sehr nützlich sein.	Wer's glaubt …
Manche der fortgeschrittenen Übungen werden ein bisschen ziehen.	Das wird gleich höllisch weh tun.
Beim Yoga geht es nicht nur um Beweglichkeit.	In meiner Ausbildung aber schon.
Die Abschluss-Prüfung ist nicht allzu schwer.	Kaum schwerer als bei einem Jura-Studium.
Ein Wenig müsst ihr auch zuhause durcharbeiten.	Die Sutren, die Veden, die Pradipika, die Gita und achtzig weitere Yoga Bücher – komplett und alles auf Sanskrit.
Am Ende der Ausbildung werdet ihr nicht mehr dieselben sein.	Am Ende der Ausbildung werdet ihr müde und arm sein.

Mit großen Kursen kommt große Verantwortung:

Der Lehrer und seine Schüler

Hat man die Ausbildung erfolgreich abgeschlossen und gibt erste Yoga Kurse, ist das Wichtigste, sich stets der großen Verantwortung bewusst zu sein, die man gegenüber seinen Schülern hat. Vor allem sollte man darauf achten was man zu den Schülern sagt. Auf Sätze wie „Kommt, wir springen jetzt alle aus dem dritten Stock und rufen OM SHANTI ARSCHBOMBE!" sollte man prinzipiell verzichten. Allein schon deshalb, weil es immer wieder Schüler gibt, die da nicht mitmachen.

Der kränkelnde Lehrer

Für seine Schüler steht ein Yogalehrer symbolisch für Stärke und Gesundheit. Dementsprechend enttäuscht, reagieren sie wenn ihr Vorbild einmal schwächelt. „Wie konntest du bloß krank werden? Du machst doch Yoga!", rufen sie dann mit anklagender Stimme. Den Angesprochenen wird empfohlen auf solche Sprüche besonnen zu reagieren und sich Retourkutschen a là „Wie konntest du bloß klein und introvertiert werden? Du machst doch in Groß- und Außenhandel!" zu verkneifen.

Fünf weitere Bemerkungen, die man von einem Yogalehrer lieber NICHT hören möchte:

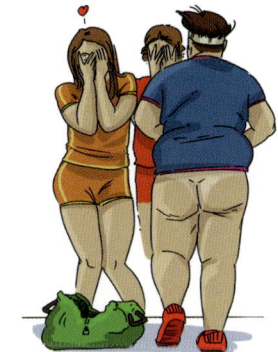

- „Hey, du schuldest mir noch für drei Jahre Kursbeitrag."
- „Die Erleuchtung kannst du dir abschminken, Freundchen."
- „Wow, ich ruf dir dann mal einen Krankenwagen!"
- „Ok, zieht euch alle erstmal aus und legt euch in Shavasana."
- „Ja, genau: Unten-ohne-Yoga ist der neue Trend!"

Fünf Bemerkungen, die man von Yogalehrern VIEL ZU SELTEN hört:

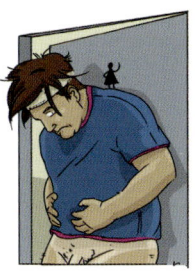

- „Ab sofort ist der Unterricht gratis."
- „Ihr könnt jetzt alles, ich kann euch nichts mehr beibringen."
- „Ich kann dir ein super Buch empfehlen, dann brauchst du nicht mehr in meinen Unterricht zu kommen."
- „Geh doch mal in das Yoga Zentrum gegenüber. Das ist günstiger und die Lehrer sind dort viel besser ausgebildet als hier."
- „Ich bin dann mal kacken."

Yogalehrer sagt	Yogalehrer meint
Hallo, ich bin hier der Yogalehrer!	Hallo, ich bin hier der Gelenkigste!
Ihr seid mein absoluter Lieblings-Kurs!	Ihr seid mein einziger Kurs.
Als nächstes üben wir Balance-Haltungen.	Amüsiert mich!
Kann das mal jemand vormachen?	Kann sich mal jemand lächerlich machen?
Mach ruhig zwischendurch Pause.	Faule Sau!
Diese Übung ist gut für das zweite Chakra.	Oder das vierte … oder neunte … wieviele gibt es überhaupt??!
Beim Meditieren sitzt man nicht nur dumm rum.	Beim Meditieren sitzt man nur dumm rum.

Dinge, die kein Yogalehrer sagen würde

Dinge, die kein SIVANANDA Yogalehrer sagen würde:

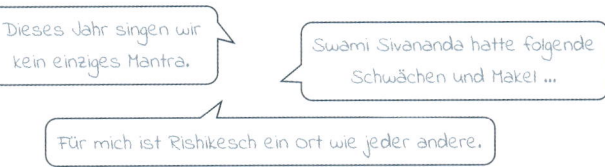

Dieses Jahr singen wir kein einziges Mantra.

Swami Sivananda hatte folgende Schwächen und Makel ...

Für mich ist Rishikesch ein ort wie jeder andere.

Dinge, die kein IYENGAR Yogalehrer sagen würde:

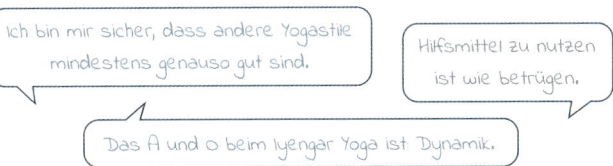

Ich bin mir sicher, dass andere Yogastile mindestens genauso gut sind.

Hilfsmittel zu nutzen ist wie betrügen.

Das A und o beim Iyengar Yoga ist Dynamik.

Dinge, die kein BIKRAM Yogalehrer sagen würde:

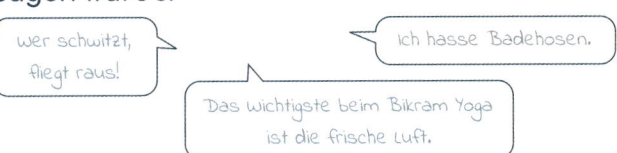

wer schwitzt, fliegt raus!

Ich hasse Badehosen.

Das wichtigste beim Bikram Yoga ist die frische Luft.

Dinge, die kein JIVAMUKTI Yogalehrer sagen würde:

Meins schön blutig, bitte!

Musik und Yoga passen einfach nicht zusammen.

Toller Pelz!

Dinge, die kein BHAKTI Yogalehrer sagen würde:

Ich kann keine Mantren mehr hören.

Ich lese ausschließlich Nietzsche.

Es gibt nur einen Gott und der heißt Zlatan Ibrahimovic.

Dinge, die kein KUNDALINI Yogalehrer sagen würde:

Es gibt nur einen Körper, den physischen.

An den Chakren zu arbeiten ist reine Zeitverschwendung.

Am Liebsten trag ich schwarz.

Dinge, die kein ASHTANGA Yogalehrer sagen würde:

Ich glaube, ich bin für diese Yoga-Form zu sportlich.

Wow, beim Yin Yoga geht ja die Post ab!

Heute lernt ihr die Sonnengrüße C und D kennen.

Dinge, die kein TANTRIKER sagen würde:

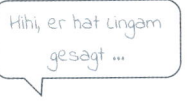

Hihi, er hat Lingam gesagt ...

Auf die Atemtechnik kommt es nicht an.

Und jetzt kommen bitte alle gleichzeitig in den Hund.

Fortbildungen für Yogalehrer und solche, die es werden wollen

Einführung in die Yoga Psychologie

Über das Lehrer-Schüler-Verhältnis und wieso es grundsätzlich problematisch ist. Insbesondere wenn der Yogalehrer eine Woche lang nur Linsensuppe gegessen hat und der (kleine) Kursraum über keine Fenster verfügt.

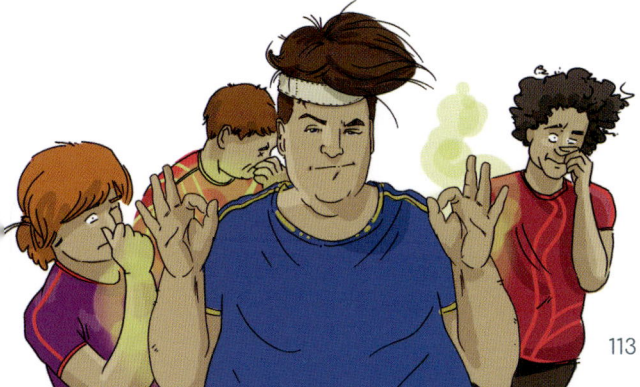

Philosophie

Alles von den Veden über die Sutren bis hin zur Bhagavad Gita wird in zwei Stunden gelesen und die folgenden Themen werden behandelt:

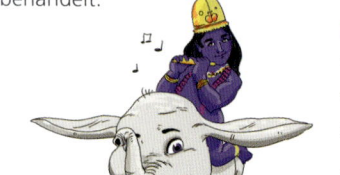

Krishna

Warum er eine coole Socke war und wie er – schon allein rein farblich – den Film „Avatar" beeinflusst hat.

Gott

Warum auch er eine coole Socke war und warum er im Film „Die Götter müssen verrückt sein" gar nicht drin vorkommt. Selbst im zweiten Teil nicht.

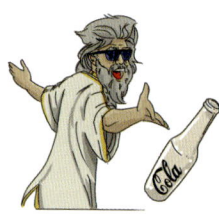

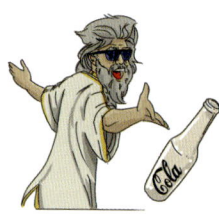

Patanjali

Wer er war (besonders morgens) und wie er zu seiner Abneigung gegen runde Zahlen (z. B. 200) gekommen ist.

Samadhi

Eine genaue Untersuchung und kritische Betrachtung der Erleuchtung, unter besonderer Berücksichtigung der Seele und warum sie unbedingt dabei sein sollte.

Einführung in die Yoga Psychologie II

Folgende Verhaltensmuster und Ängste besser verstehen:

- Der Drang – mit zunehmender Yoga-Praxis – die Gesellschaft von Hunden zu suchen.
- Die Furcht plötzlich erleuchtet zu werden und nie mehr Spaghetti mit Senf und Aprikosenmarmelade essen zu wollen.
- Die Unfähigkeit in der Gegenwart von Veganern das Wort „Milchschnitte" auszusprechen.

Praktische Philosophie

Warum es Yogis gibt, die man als „erleuchtet" bezeichnet und warum es andere gibt, die man „Armleuchter" nennt.

Asana – Workshop

Trianga Mukhaikapada Paschimottanasana

Wie man die Haltung Trianga Mukhaikapada Paschimottanasana korrekt einnimmt. Und wie man sie korrekt buchstabiert (damit man beim nächsten Scrabble-Spieleabend kräftig punkten kann).

Partner Asanas – Workshop

Wie zwei Personen abwechselnd den Baum und den Hund einnehmen und welche Möglichkeiten sich da bei einer vollen Blase eröffnen. Zum Abschluss: eine Vergebungs-Meditation.

Weitere Fortbildungen:

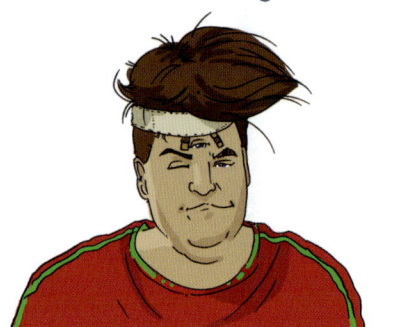

(Favoriten bitte ankreuzen)

☐ „Die Öffnung des dritten Auges (bitte Pflaster und was zum Wiederzunähen mitbringen)"

☐ „Das Universum ist in dir – wie man trotzdem sein Idealgewicht behält"

☐ „Hellsehen – und welche Lampen dafür am besten geeignet sind"

☐ „Smiling Buddha, oder: Wie man souverän mit Übergewicht und Kahlköpfigkeit umgeht"

☐ „Vom Schüler zum Meister – in zwei Minuten"

☐ „Der Tod. Wie man ihn um zwei, drei Jahrhunderte hinauszögert"

☐ „Der Yoga-Kochkurs – mit Rezepten, die nicht nur satt machen, sondern auch fett"

Ich buchstabier dann mal durch

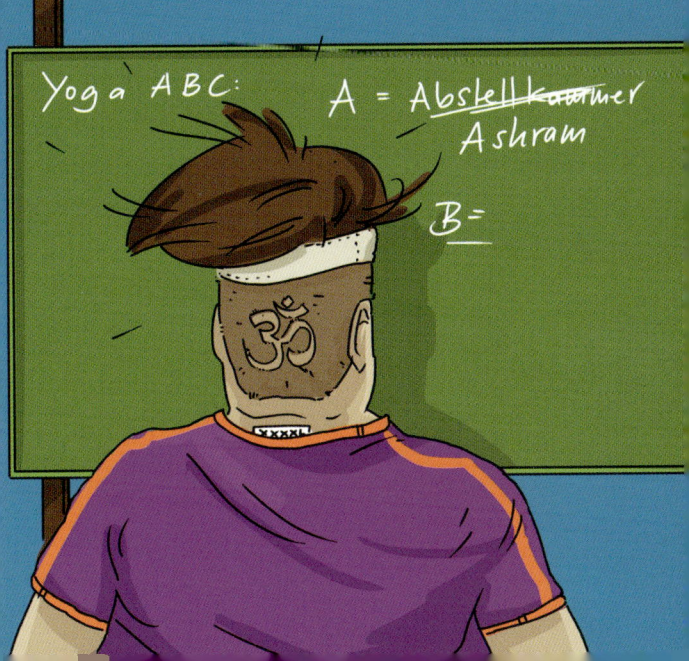

Das große Yoga ABC

A wie Ashram
Ein Ashram ist ein klosterähnliches Meditationszentrum, in denen Menschen leben, die unterschiedliche Bezeichnungen haben. Den spirituellen Leiter des Ashrams nennt man Guru. Die Zuarbeiter des Gurus Yogis. Und die Besucher eines Ashrams nennt man Leute mit Burnout.

B wie Brahmacharya
Brahmacharya ist eine der Verhaltensregeln, die Patanjali in seinen Sutren beschreibt und wird von sämtlichen Yoga-Gruppierungen mit „sexueller Enthaltsamkeit" gleichgesetzt. Nur von einer Gruppe nicht: den Tantrikern.

C wie Citta
Citta ist ein alter Begriff, der das allumfassende und alles durchdringende Bewusstsein beschreibt. Heutzutage sagt man dazu „Internet".

D wie Dutt
Bei einem Dutt werden die Haare zu einem Knoten auf dem Scheitel zusammengebunden. So lassen sich die Energien im siebten Chakra besser bündeln. Verfügt man über nicht genügend Haare für einen Dutt, besorgt man sich einen Hut(t).

E wie Eltern

Die Eltern hat man aus yogischer Sicht nicht zufällig, sondern sich ganz gezielt ausgesucht. Deshalb macht es auch wenig Sinn, sich über sie zu beschweren. Selbst wenn man sie sich deshalb ausgesucht hat.

F wie Fasten

Aus gesundheitlichen Gründen empfehlen die Yogis immer mal wieder ein paar Tage zu fasten und sich dabei ausschließlich von Wasser zu ernähren. Nach drei Tagen, sagen sie, ist der Hunger vorbei und man fühlt sich energiegeladen und leicht. Fühlt man sich nach drei Tagen überraschenderweise immer noch schlapp, kann das daran liegen, dass man nicht genug Wasser zu sich genommen hat. Oder daran, dass man das Wasser ständig aufkocht und mit Nudeln und Fleischklößchen anreichert.

G wie Goldene Milch

Goldene Milch ist ein entzündungshemmendes, ayurvedisches Kurkuma-Getränk und kein Smoothie, den eine Kuh (Stichwort: Natursekt) selbst herstellt. Ein Tipp: Bitte googeln Sie niemals, aber wirklich NIEMALS die Effekte von Kurkuma! Sonst essen Sie nichts anderes mehr.

H wie Heilung

Spirituell gesehen ist Heilung etwas, dass durch viele unterschiedliche Faktoren zustande kommen kann: Durch eine regelmäßige Yoga und Meditationspraxis, durch das Ausbalancieren feinstofflicher Energien, durch eine radikale Lebensumstellung oder – im Extremfall – sogar durch einen Arzt.

I wie Indien

So wie man England als das „Mutterland des Fußballs" bezeichnen kann, kann man Indien getrost als das „Mutterland des Yoga" bezeichnen. Wobei das Mutterland des Fußballs deutlich mehr an Fernsehgelder einstreicht.

J wie Jivamukti

Der Begriff Jivamukti steht für eine „befreite Seele". Eine Seele also, die es geschafft hat, den ewigen Kreislauf der Wiedergeburten zu durchbrechen und deshalb nie mehr in einen Kreissaal zu müssen.

K wie Karma

Karma steht für das Phänomen, dass jede Aktion eine Reaktion erzeugt. Schlagen Sie beispielsweise jemanden ins Gesicht, bekommen Sie dies – gemäß dem Gesetz des Karma – irgendwann einmal zurück. Meistens aber sofort.

L wie Lingam

Die Yogis haben für alles ein entsprechendes Sanskrit-Wort. So nennen sie ihren Penis nicht Penis, sondern Lingam. Zu ihrer Vagina sagen sie nicht Vagina, sondern Yoni. Und zu Raider sagen sie nicht Raider, sondern Twix. Aber da sind sie möglicherweise nicht die einzigen.

M wie Maya

Das Wort „Maya" kann man mit „Illusion, Schein, Trug" übersetzen und hat rein gar nichts mit einer kleinen, frechen, schlauen Biene zu tun. Im Großen und Ganzen geht es bei dem Begriff

„Maya" darum, dass die Wirklichkeit, so wie wir sie wahrnehmen, nicht die letztendliche Wirklichkeit ist. Was nur einen Schluss zulässt: Die Yogis haben „Matrix" gesehen.

N wie Namaste

„Namaste!" lautet der klassische Yogi-Gruß und wird gemeinhin mit „Das Göttliche in mir grüßt das Göttliche in dir." übersetzt. Wie die Yogis einen Satz von dieser Länge in ein so verhältnismäßig kleines Wort bekommen, bleibt ihr Geheimnis. Mahatma Gandhi übersetzte Namasté gar mit: „Ich ehre den Platz in dir, in dem das gesamte Universum residiert. Ich ehre den Platz des Lichts, der Liebe, der Wahrheit, des Friedens und der Weisheit in dir. Ich ehre den Platz in dir, wo, wenn du dort bist und auch ich dort bin, wir beide nur noch eins sind." Es soll aber auch Menschen geben, die übersetzen Namasté bloß mit „Hi!".

O wie Ojas

Bei Ojas (manchmal auch „Oil of Ojas" genannt) handelt es sich um eine feinstoffliche Substanz, die das hormonelle Gleichgewicht unterstützt. Um die Entwicklung der Ojas-Essenz zu steigern, wird in der Tradition des Kundalini Yoga empfohlen die körperliche Vereinigung von Mann und Frau auf ein Mal im Monat zu begrenzen. In der Tradition des Hatha Yoga nicht. Raten Sie mal welche Yoga Form mehr Anhänger hat.

P wie Pupsen

Während des Yoga Unterrichts wird traditionell viel gepupst. Flatulenzen gehören gewissermaßen zum guten Ton einer Yoga-Stunde. So wie das bewusste Atmen. Welches zugegebenermaßen nach einem Pups oft schwerer fällt. Wenigstens durch die Nase. Wenn Sie sehr laut pupsen müssen, tun Sie das am besten während alle gerade den kosmischen Urlaut OM singen. Dann fällt es nicht so auf. Und in gewisser Hinsicht ist das, was Sie da von sich geben ja ebenfalls ein ko(s)mischer Urlaut.

Q wie Quatschen

In einer Yoga Stunde sollte eigentlich nicht gequatscht werden. Trotzdem kommt es immer wieder vor. Es liegt allein am Yogalehrer dem Einhalt zu gebieten. Dabei tut er gut daran gegen die Störenfriede nicht allzu streng vorzugehen und es erstmal bei wohl dosierten Drohungen, kleineren Geldstrafen und ein paar gezielten Leberhaken zu belassen. Falls das nicht fruchtet, bleibt ihm natürlich nichts anderes übrig als die Staatsanwaltschaft einzuschalten. Erst, wenn sich all diese Maßnahmen als erfolglos herausstellen (und nur dann) ist das Entfernen der Stimmbänder unumgänglich.

R wie Rücken

Jeder Zweite geht wegen Rückenschmerzen zum Yoga. Dadurch haben Rückenschmerzen praktisch einen positiven Nebeneffekt.

S wie Satsang

Satsang steht für das Zusammensein von Menschen, die durch gemeinsames Reden und Hören zu einer tieferen Einsicht gelangen. Alternativ zum Satsang kann man freilich auch in die nächstbeste Kneipe gehen. Nach dreizehn Kurzen kommen die tieferen

Einsichten dann von ganz allein. Zum Beispiel, dass der Dreizehnte nicht hätte sein müssen.

T wie Tapas
Der Begriff „Tapas" steht für stetiges Bemühen, Disziplin und Ausdauer. Laut den Yogis sind das alles Eigenschaften, die man braucht, wenn man zu sich selbst finden möchte. Möchte man zu einem Tapas-Restaurant finden, braucht man nur Google Maps. Und Hunger.

U wie Umkleidekabinen
Die Umkleiden in Yoga Zentren sind häufig unisex. Das heißt Frauen und Männer teilen sich beim Umziehen einen Raum. Für Männer stellt das meist überhaupt kein Problem dar.

V wie Vegan
Sich vegan zu ernähren, ist in der Yoga Community momentan der Gesundheitstrend schlechthin. Verfolgt ein Yogi bewusst eine nicht-vegane Ernährungsweise, wird er aber nicht automatisch von allen geächtet. Jedoch wird ihm ans Herz gelegt sich wenigstens vegetarisch zu ernähren. Und – wichtig – auf alle Tier- und Milchprodukte zu verzichten.

W wie World Music
Als Yoga Fan kommt man früher oder später mit sogenannter „World Music" in Kontakt. Weltmusik ist eine Mischung aus westlicher Populärmusik und traditioneller, nicht-europäischer Musik. Das Besondere an dieser Musik: Man kann sie auch – ohne das es jemandem auffallen würde – rückwärts abspielen.

X wie X-Men

Die X-Men haben auf den ersten Blick nix mit Yoga zu tun. Auf den zweiten Blick auch nix. Aber wenigstens ist jetzt die X-Spalte gefüllt.

Y wie Yogi Tee

Der Yogi Tee hat es mittlerweile selbstbewusst auf die Getränkekarten sämtlicher Cafes und Restaurants geschafft. Es gibt viele bekannte Sorten wie Gute Laune Tee, Energie-Tee und Scheißegal-Tee (Tee mit Rum). Und es gibt weniger bekannte Sorten wie Durchschnittslaune Tee, Gebrauchter Tag-Tee oder Superscheißegal-Tee (Rum mit Tee). Außerdem gibt es einen schönen Yogi-Tee Witz:

„Mein Guru, kennst du ein yogisches Mittel, damit eine Frau nicht schwanger wird?"

„Oh ja! Einen sehr starken Yogi Tee trinken!"

„Vorher oder nachher?"

„Anstatt!"

Z wie Zungenschaber

Ein von Yogis geschätztes Reinigungsutensil ist der Zungenschaber. Mit diesem Gerät lassen sich sehr gut Abfallstoffe von der Zungenoberfläche entfernen. Nach der Abschabung kann man dann sehen, wieviel Abfallstoffe sich tatsächlich auf der Zunge eingenistet hatten. Oft so unglaublich viel, dass man der nächsten Zungenreinigung schon vorfreudig entgegenblickt. Dem nächsten Zungenkuss eventuell weniger.

8

Ich fall dann mal durch!

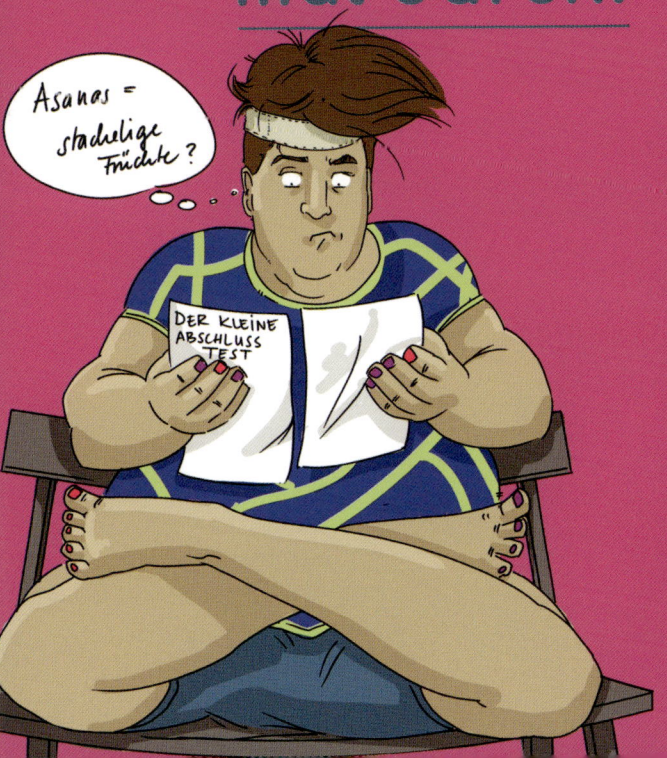

Der kleine Abschluss-Test

Zum Ende ein paar Fang … äh … Testfragen, um zu sehen, ob Sie dieses Buch auch aufmerksam gelesen haben. Kreuzen Sie die richtigen Antworten an. Mehrfachnennungen sind möglich. Für den kompletten Test haben Sie zwei Atemzüge Zeit. Ab jetzt …

Was ist eine Asana?
A Eine Körperhaltung
B Eine Geisteshaltung
C Eine Unterhaltung
D Das heißt *ein* Asana

Gibt es einen Unterschied zwischen OM und Ohm?
A Selbstverständlich!
B Nein
C Nur das „h" in der Mitte
D Ohm ist ein kosmischer Urlaut, OM ist die Abkürzung
   für OMG.

Die Erleuchtung ist …
A Schön
B Schön schwer
C Nicht in der Kursgebühr enthalten
D Nur was für Erleuchtete

Welches klassische Yoga Hilfsmittel braucht man nicht unbedingt?

A Einen Yoga Klotz

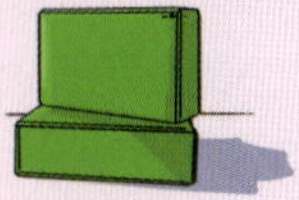

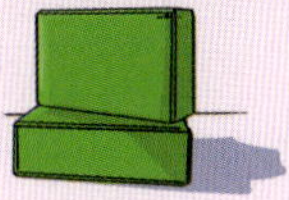

B Ein Yoga Kissen

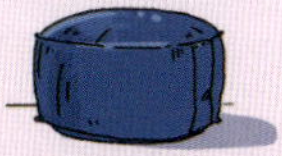

C Einen Yoga Gurt

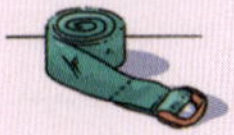

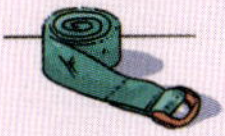

D Einen Yoga Lehrer

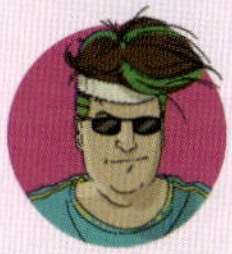

Wie viele Sutren gibt es?

A 195
B 95
C 5
D Nur eins: Love ist all you need

Was ist Baum Yoga?

A Yoga an einem Baum
B Bäume, die Yoga machen
C 90 Minuten den Baum machen
D 90 Minuten am Wurzel-Chakra arbeiten

Wer war Patanjali?

A Ein Weiser
B Ein Idiot
C Ein weiser Idiot
D Einer von 80 Millionen

Eine Yoga Stunde geht über ...

A Zwei mal 45 Minuten

B 90 Minuten

C 90 Minuten plus Nachspielzeit

D Solange, bis der Schiri abpfeift

Beendet wird eine Yoga Stunde immer ...

A Mit einer Endentspannung

B Mit Endzeitstimmung

C Mit einer Enddarm-Reinigung

D Mit „Ende gut, alles gut"

Bilderrätsel: Was ist das?

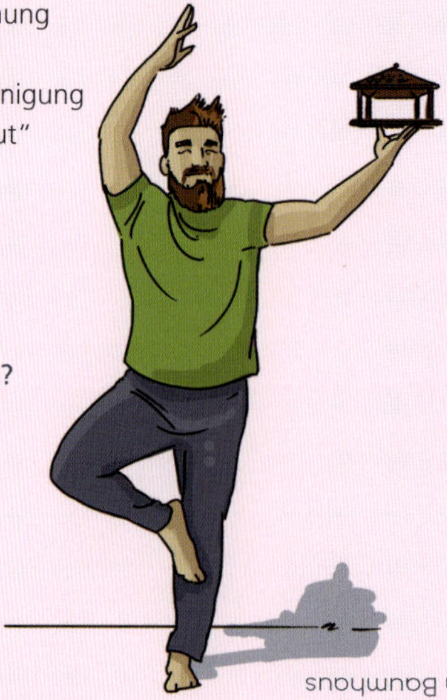

Lösung:
ein Baumhaus

Auswertung

Richtig sind natürlich ALLE Antworten
(außer die, die offensichtlich falsch sind).